FITNESSTRAINING OHNE STUDIO:

SCHNELL UND LEICHT ZUM TRAUMKÖRPER

Alexander Kucic

VIELEN DANK !

Vielen Dank für Ihren Kauf.

INHALTSVERZEICHNIS

Vorwort   6

Training mit eigenem Körpergewicht   8

Statische Übungen   12

  Das Sideboard   12

  Der Kneeing Swimmer   14

  Der Strecker   16

  Das Beckenheben   18

  Der Fersenstand   20

Brustübungen   22

  Open Push-Ups   24

  Wide Push-Ups   26

  Closed Push-Ups   28

  Die Tischstützen   30

  Buchstapel Push-Ups   32

  Crocodile Push-Ups   34

  Butterfly   36

Rückenübungen   38

  Stehendes Rudern   38

  Nackenzug   40

  Sitzendes Rudern   42

  Schwimmer   44

  Reversed Push-Ups   46

  Klimmzüge   48

Schulterübungen 50

Das Seitheben 50

Frontheben 52

Beine und Gesäßübungen 54

Die Heuschrecke 54

Treppensteigen 56

Stehendes Wadenheben 58

Squats 60

Der Ausfallschritt 62

Arme 64

Bizepscurls 64

Handtuchcurls 66

Einarmiges Rudern 68

Sitzende Dips 70

Bauchübungen 72

Reverse Sit-Ups 72

Seitliche Sit-Ups 74

Flying Sit-Ups 76

Die Kerze 78

Die Schere 80

Das Fahrrad 82

Der Roll-Up 84

Der Wurm 86

VORWORT

Jetzt mal Hand aufs Herz. Hast du auch schon einmal davon geträumt, den perfekten Körper zu besitzen, neidische Blicke am Strand zu ernten, ein enormes Selbstbewusstsein zu haben und das andere Geschlecht optisch anzusprechen? Wenn deine Antwort ja ist, gehörst du zu den Menschen, die ehrlich zu sich sind und sich nicht einreden, dass sie zufrieden mit sich sind und kein Verbesserungspotential sehen.

Studien haben gezeigt, dass gutaussehende Menschen nicht nur mehr Erfolg in der Liebe haben, sondern auch die Karriereleiter schneller empor klettern und glücklicher sind. Wenn unsere Zufriedenheit so stark von unserem Körper abhängt, wieso schaffen viele es dann nicht, ein diszipliniertes Training durchzuziehen und die Veränderungen zu genießen?

Die Fitnessindustrie ist eine Branche, die jährlich enorme Gewinne einfährt. Sie weiß um die Träume der Menschen und nutzt diese zu ihrem Vorteil. Für den Menschen ist es natürlich, dass er an einem Morgen aufwacht, voller Tatendrang ist und Bäume ausreißen könnte. In dieser Phase glaubt er fest an sein Ziel vom Abnehmen und Muskeln aufbauen. In diesem emotionalen Gemütszustand meldet man sich schnell im Fitnessstudio um die Ecke an, kauft ein paar neue Fitnesshandschuhe, kauft Proteinpulver und plant seine Ernährung umzustellen. Genau in diesem Moment sind wir sehr empfänglich für Werbung und jeder von uns hat sich schon mehrmals in diesem Stadium erlebt. Dieses Phänomen können wir auch zur Jahreswende beobachten, wenn die Mehrheit der Menschen sich gute Vorsätze fürs nächste Jahr fasst, aber nur die wenigstens diese umsetzen.

Woran liegt es nun, dass wir die Weichen auf Erfolg stellen, nach einigen Tagen, Wochen oder Monaten jedoch aufwachen und uns dazu entscheiden, heute nicht ins Fitnessstudio zu gehen, eine Pizza bestellen und wieder unsere alten Gewohnheiten pflegen?

Maßgeblich sind dafür die Werbeversprechen verantwortlich, die uns eingetrichtert haben, dass der Erfolg sich zügig einstellt, solange wir nur die angepriesenen Produkte kaufen. Sich in einem Fitnessclub anzumelden ist noch lange kein Garant dafür, dass man schlussendlich voller Stolz in den Spiegel blicken und seinen Traumkörper bewundern kann.

Die Wahrheit ist, dass man körperliche Fitness und Attraktivität mit ganz einfachen Mitteln von Zuhause aus erreichen kann. Das einzige was man dafür benötigt, ist eine langfristige Motivation sein Ziel auch wirklich erreichen zu wollen und Fleiß. Wer mit einer solchen Einstellung die Aufgabe in Angriff nimmt und sich im Klaren darüber ist, dass Schweiß und Zeit investiert werden muss, hält sehr wahrscheinlich bis zum Ende durch und kämpft verbissen um sein Ziel zu erreichen. Bist du bereit für neidische Blicke, mehr Liebe und ein zunehmendes Maß an Erfolg etwas von deiner Freizeit zu opfern?

Gut, dann lies weiter und erfahren, wie du Schritt für Schritt deinen gesamten Körper in Form bringst, ohne einen einzigen Euro auszugeben!

TRAINING MIT EIGENEM KÖRPERGEWICHT

Obwohl viele der Meinung sind, dass man ohne schwere Gewichte, Aminosäuretabletten, Fischölkapseln, Proteinpulver, Kreatin und Weightgainer nur wenig Aussicht auf Erfolg hat, könnte die Wahrheit nicht weiter von diesem Irrglauben entfernt sein. In der Steinzeit war der Mensch schlank, muskulös, vital und energiegeladen, obwohl es damals noch keine teure Fitnessstudios und Supplemente gab. Die Astrealkörper der Steinzeitmenschen kamen daher, dass sie große körperliche Anstrengungen unternehmen mussten, um an Nahrung heranzukommen. Sie lebten kein so komfortables Leben wie wir. Wer acht Stunden am Tag in einem Büro sitzt, hat einen Mangel an Bewegung und Ertüchtigung, den es unbedingt auszugleichen gilt.

Zum Glück kann man mit Gegenständen des Alltags und dem eigenen Körper bereits viel unternehmen, was die Fitness enorm steigert. Alles was man dazu benötigt ist das eigene Gewicht, Motivation und etwa 45 Minuten Zeit pro Tag.

Das geniale ist, dass dir diese knappe Stunde nicht in deinem Zeitplan fehlen wird. Wenn du Abends nach der Arbeit einen Film guckst, kannst du problemlos Übungen mit dem eigenen Körpergewicht durchführen und so nachhaltig deine Fitness steigern, Fett verbrennen und Muskeln aufbauen. Eine kleine sportliche Betätigung lässt dich auch wesentlich besser den Stress und die Probleme des Tages vergessen und fördert einen gesunden Schlaf.

Ein weiterer positiver Faktor ist, dass das Training in den eigenen vier Wänden und mit Hilfe des Körpergewichts vollkommen kostenfrei ist. Es wird keine monatliche Clubmitgliedsschaft von deinem Konto abgebucht, noch musst du teure Produkte erstehen, die du sowieso nicht regelmäßig nutzen wirst. Alles was du benötigst, hast du bereits bei dir!

Dies bedeutet auch, dass der nervige Weg ins Fitnessstudio entfällt. In Phasen der hohen Motivation plant man zwar an schönen Sommertagen mit dem Fahrrad zu fahren, doch meist setzt man sich ins Auto, verbraucht Benzin und belastet die Umwelt. An kalten und dunklen Tagen schafft man es häufig gar nicht sich aufzuraffen und loszufahren. Wenn du jedoch deine Übungen Zuhause absolvierst, gibt es keine Ausrede für dich das Training ausfallen zu lassen. Innerhalb weniger Sekunden kannst du bereits bereit für den Sport sein und loslegen. Praktischer geht es nicht.

Was ebenfalls von vielen Menschen als sehr positiv aufgefasst wird, ist dass es Zuhause keine Zuschauer gibt. Im Fitnessstudio hat man stets das Gefühl, dass man von kritischen Augenpaaren beäugt wird und steht in ständiger Konkurrenz mit den anderen. Wer als Laie und Anfänger hier einsteigt, kommt sich oft verspottet vor. Gerade dicke Menschen neigen dazu die Aufmerksamkeit zu meiden und fühlen sich in Sportclubs unwohl. Für diese Menschen bietet das Hometraining eine tolle Möglichkeit erste Erfolge zu verbuchen, das Selbstbewusstsein zu steigern und dem Traumkörper einen gigantischen Schritt näher zu kommen.

Wer ohne Gewichte trainiert, tut seinen Gelenken und Knochen einen großen Vorteil. Das Training mit dem eigenen Körpergewicht ist sehr schonend und vergibt kleine Fehler. Wer mit hohem Gewicht trainiert muss sehr genau darauf achten, dass er Bewegungsabläufe korrekt ausführt, da er ansonsten Gefahr läuft mehr Schaden ans Nutzen anzurichten. Gerade Einsteiger führen Übungen häufig falsch aus, was in Schmerzen und sogar langfristigen Komplikationen resultieren kann.

Zudem sind die Fitnessübungen mit dem eigenen Körpergewicht sehr individuell. Je nach persönlichen Schwachstellen und Stärken lässt sich das Training optimal an das eigene Fitnesslevel anpassen, sodass ein umfangreiches und abgestimmtes Vorankommen eintritt. Egal ob man das erste Mal in seinem Leben Sport treibt, oder schon einige Erfahrungen sammeln konnte: Übungen mit dem Körpergewicht passen sich deinen Fähigkeiten an.

Das geniale an ihnen ist, dass du sie zu jeder Tages- und Nachtzeit ausführen kannst. Während die meisten Fitnessstudios in den späten Abendstunden schließen, kannst du deine Übungen machen, wann immer es dir beliebt. Du bist nicht nur völlig losgelöst von den zeitlichen Komponenten, sondern auch von den räumlichen. Deinem Körper ist es egal, ob du im Wohnzimmer, im Keller, auf Geschäftsreise oder im Garten Sport treibst. Alles was zählt, ist dass du anfängst dich zu bewegen und fest an dein Ziel glaubst!

Wie du sehen kannst, bieten Fitnessübungen ohne Gewichte entscheidende Vorteile. Dies soll nicht bedeuten, dass man im Sportclub keine Erfolge erzielen kann. Viele Menschen neigen jedoch dazu, sich auf Mitgliedschaft auszuruhen und diese nicht ausreichend auszunutzen. Unsere Erfahrungen haben gezeigt, dass man ohne jegliche Ausrüstung einen tollen, vorzeigbaren Körper erarbeiten kann und die Erfolgsquote wesentlich höher ist als bei denen, die regelmäßig Fitnessprodukte kaufen.

Im nächsten Abschnitt werden wir dir eine Vielzahl von Übungen präsentieren, die du problemlos in Eigenregie Zuhause durchführen kannst. Es ist jedoch von großer Wichtigkeit, dass du diese nicht einmalig machst und danach deinen Traum wieder an den Nagel hängst. Verpflichte dich langfristig am Ball zu bleiben und den nötigen Preis für den Erfolg zu zahlen: Zeit, Fleiß und Schweiß.
Hör auf Ausreden und Entschuldigungen zu finden und beginne damit deine Ziele in Angriff zu nehmen und volle Kontrolle über dein Leben zu gewinnen. Du hast bereits genügend Zeit vertrödelt.

Bist du fest entschlossen deine alten Gewohnheiten abzustreifen und endlich Sport zu treiben? Super! Dann wirf einen Blick in das nächste Kapitel!

STATISCHE ÜBUNGEN

In den eigenen vier Wänden kann man so gut wie jede Muskelgruppe ansprechen und so ein umfangreiches und erfolgreiches Training absolvieren. Zunächst fangen wir mit einer Reihe statischer Übungen an, also Übungen, bei denen wir die Muskelgruppen auf Spannung halten. Diese sollten stets am Anfang eines jeden Trainingsprogramms stehen.

Das Sideboard

Das Sideboard ist eine statische Übung, die die seitliche Bauchmuskulatur, den Latissimus und die Armmuskulatur trainiert. Statische Übungen charakterisieren sich dadurch, dass keine Bewegung beim Training durchzuführen ist. Meistens sind gegensätzliche Muskelgruppen gleichzeitig aktiviert, sodass der Körper „erstarrt".

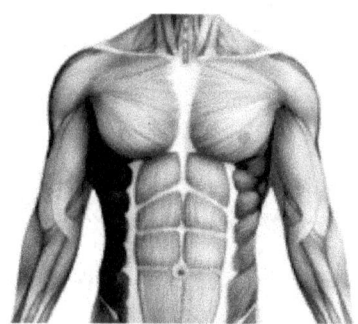

Lege dich seitlich mit der Hüfte auf den Boden. Die Füße sind aufeinander und nur der untere von ihnen hat Kontakt zum Boden. Stütze deinen Oberkörper mit deinem Unterarm ab. Die Faust zeigt nach vorne. Nun hebe dein Becken an, bis dein Körper von den Füßen bis zum Kopf eine gerade Linie bildet.

Anfänger sollten diese Stellung für 20 Sekunden halten. Wenn du dich bereits zu den fortgeschrittenen Sportlern zählst, kannst du diesen Zeitraum auf bis zu 40 Sekunden erweitern. Achte jedoch darauf, dass dein Becken nicht mit steigender Schwierigkeit in Richtung Boden absinkt. Hierzu kann ein Spiegel verwendet werden.

Sätze: 2-3

Nächste Schwierigkeitsstufe: Hebe den nicht stützenden Arm, sowie den nicht stützenden Fuß an und strecke ihn vom Körper ab. Führe ihn anschließend wieder in die Ausgangsstellung zurück und wiederhole den Bewegungsablauf.

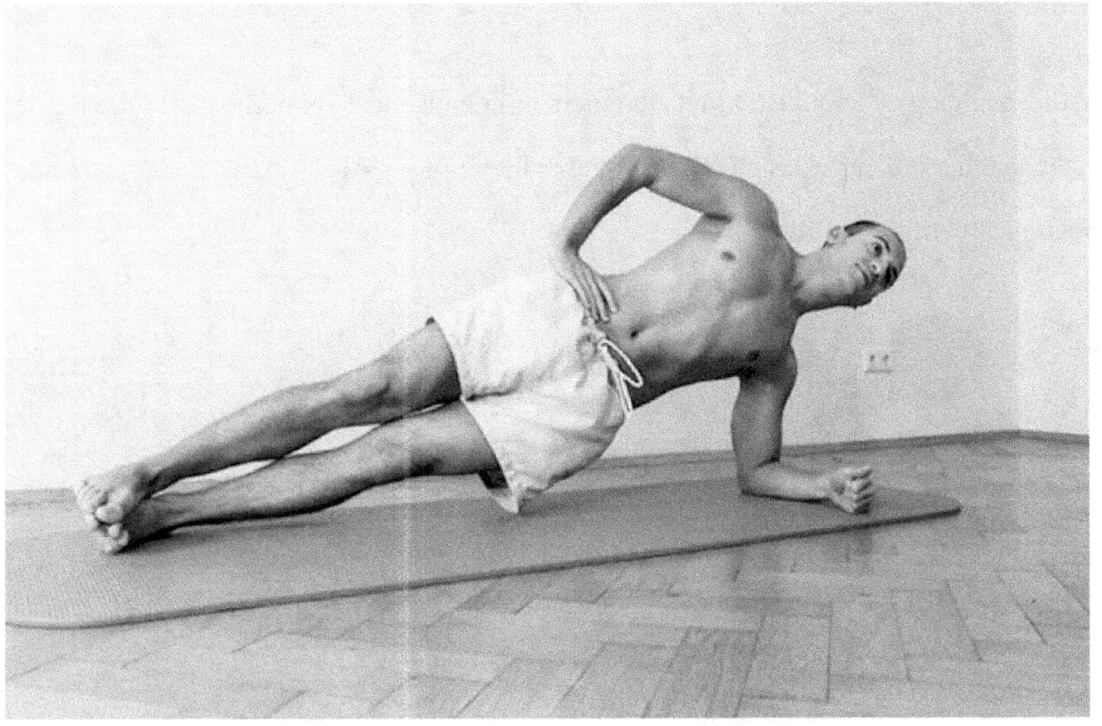

Der Kneeing Swimmer

Der Kneeing Swimmer ist eine statische Übung, die den gesamten Körper anspricht.

Knie dich auf den Boden und lege die beiden Unterarme parallel zueinander auf dem Boden ab. Die Fäuste zeigen nach vorne und sind schulterbreit voneinander entfernt.

Hebe nun den linken Arm, sowie das rechte Bein auf Rückenhöhe an. Halte diese Position für vier bis fünf Sekunden. Anschließend hebst du den rechten Arm und das linke Bein an.

Wiederholungen: 5

Sätze: 2-3

Wem diese Übung zu leicht ist, kniet sich nicht auf den Boden, sondern streckt die Beine und stützt sich mit den Zehen ab (siehe letzte beiden Fotos). Anschließend wird derselbe Bewegungsablauf ausgeführt.

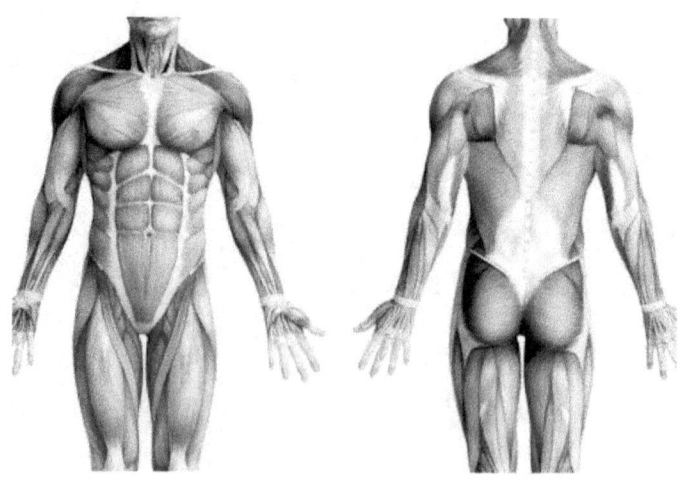

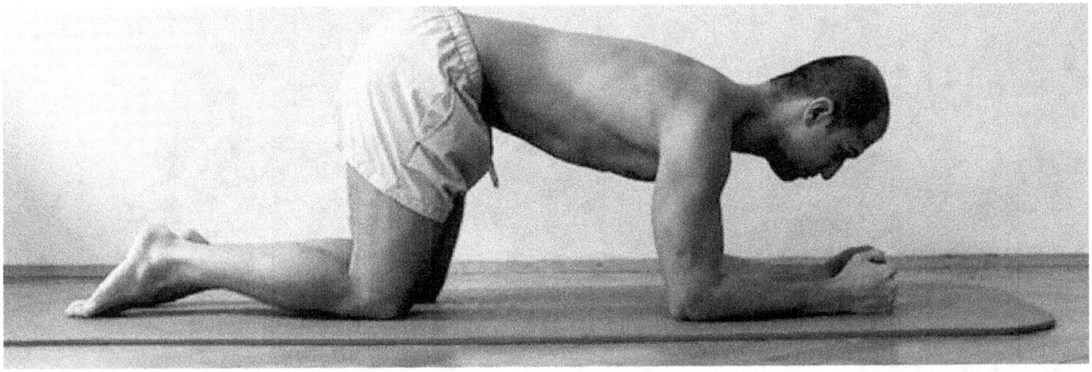

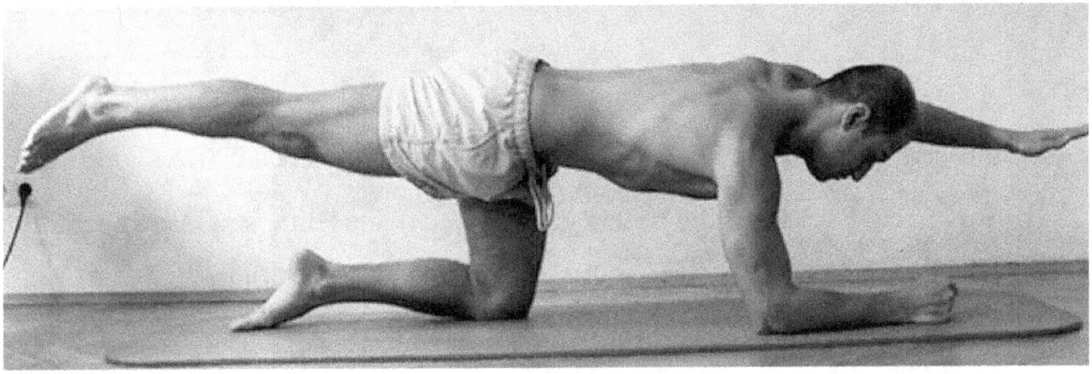

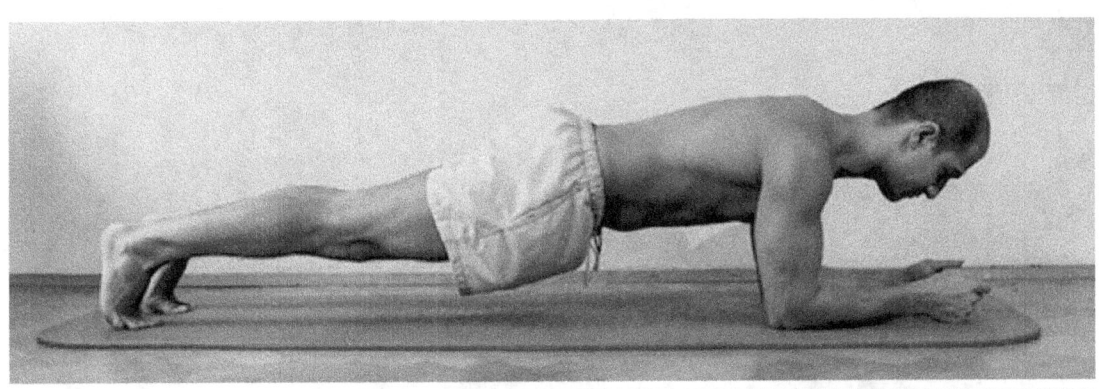

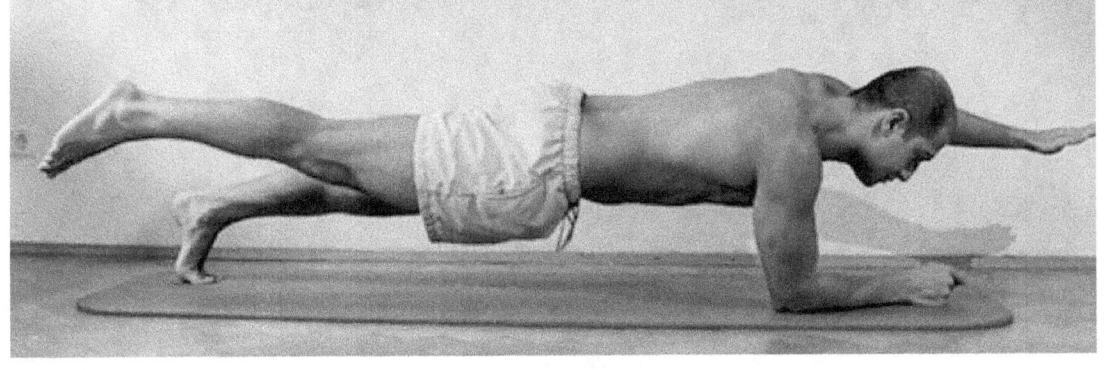

Der Strecker

Auch hierbei handelt es sich um eine statische Übung, welche ganzheitlich die Streckmuskulatur, der Arme, des Rückens, der Oberschenkel sowie die Gesäßmuskulatur beansprucht.

Lege dich mit dem Bauch flach auf den Boden. Strecke anschließend Arme und Beine gerade von dir ab und hebe sie in die Luft, dass nur noch deine Hüfte den Boden berührt. Halte diese Stellung für etwa fünf Sekunden. Entspanne anschließend für ebenfalls fünf Sekunden und gehe dann in die nächste Wiederholung über.

Wiederholungen: 5

Sätze: 2-3

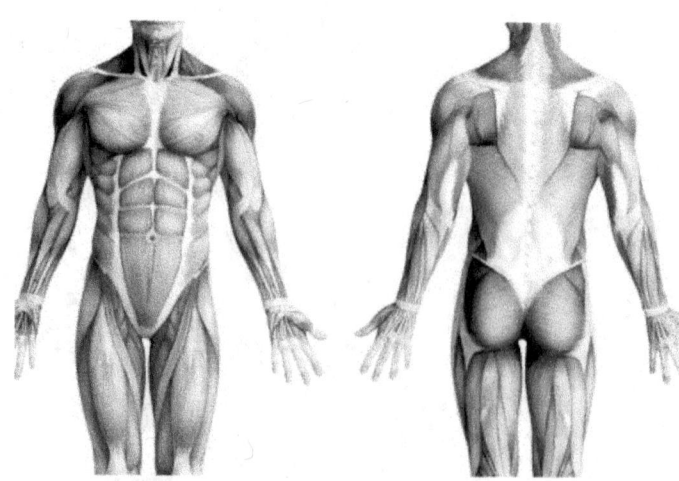

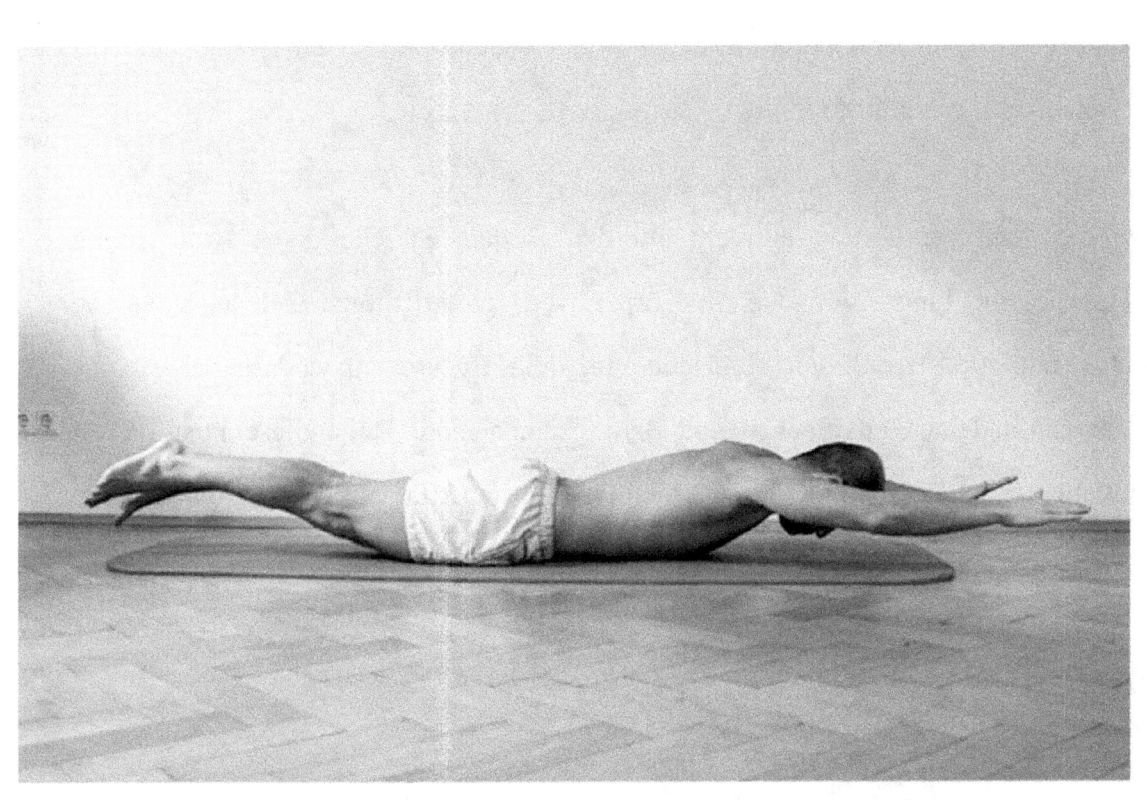

Das Beckenheben

Bei der nächsten statischen Trainingseinheit handelt es sich um das Beckenheben. In dieser Übung werden besonders deine Arme, die Waden und die Oberschenkelmuskulatur trainiert.

Setze dich zur Ausführung aufrecht auf den Boden. Strecke deine Arme hinter dich, sodass die Finger von deinem Körper weg zeigen. Stütze dich anschließend Schulterbreit auf dem Boden ab. Hebe nun dein Becken an, sodass der einzige Bodenkontakt deine Handflächen und deine Fersen sind. Halte diese Position für insgesamt zehn Sekunden. Komme anschließend zur Ruhe und gehe zur nächsten Wiederholung.

Sätze: 3

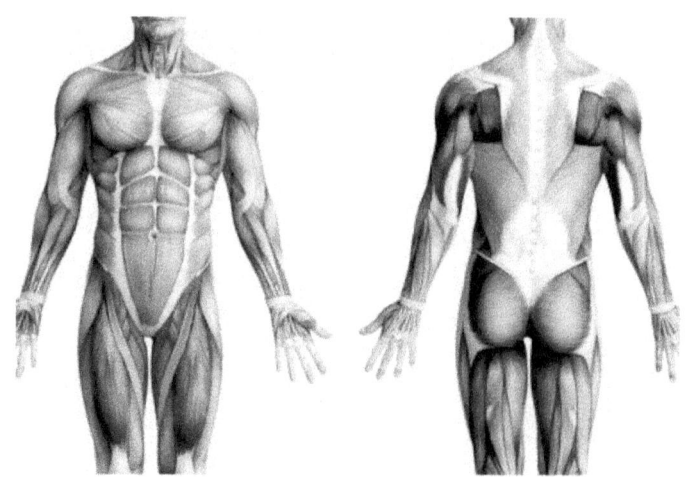

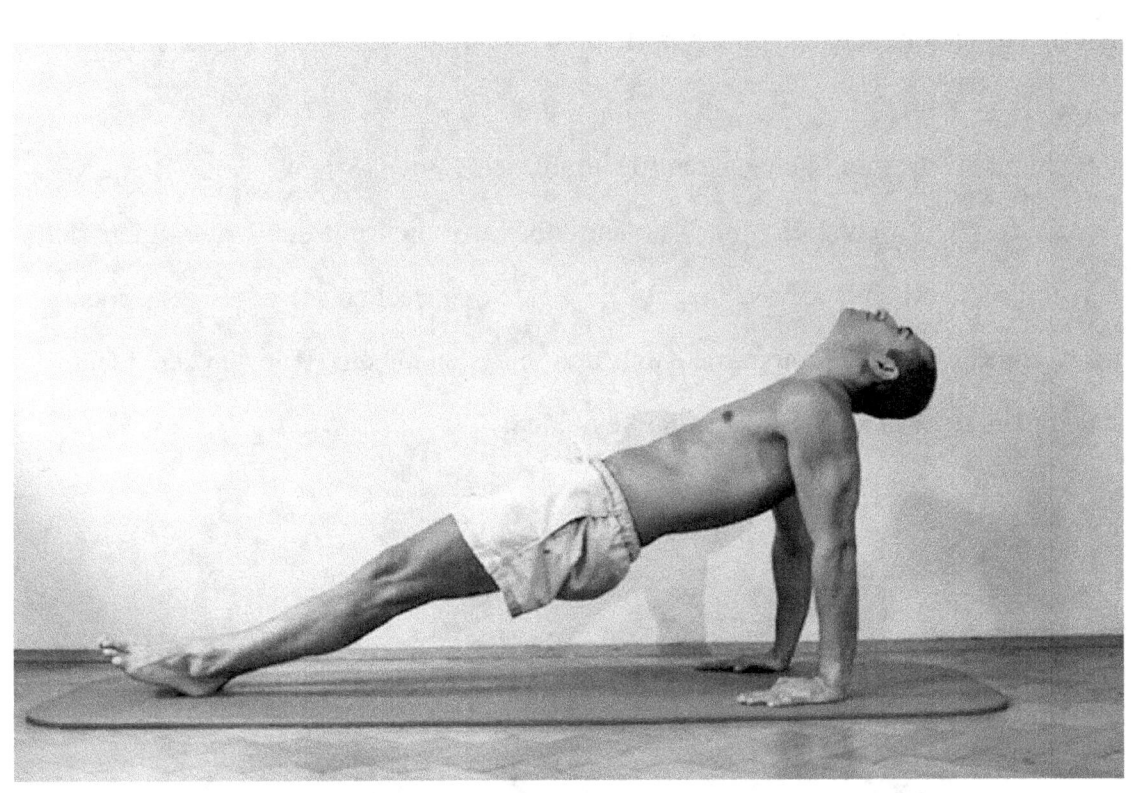

Der Fersenstand

Diese statische Übung fokussiert sich auf das Training der Waden, den Beinbeuger, sowie den Rücken und und die Bauchmuskulatur. Sie trägt den Namen Fersenstand.

Setze dich zur Ausführung zunächst aufrecht auf den Boden. Strecke deine Beine vor dir vom Körper weg, lehne dich nach hinten und stütze dich mit den Unterarmen, die du Schulterbreit auf den Boden stellst, ab. Hebe nun den Becken soweit es geht, sodass nur noch deine Fersen und Unterarme Kontakt zum Boden haben. Hebe nun dein rechtes Bein an und halte diese Position für zehn Sekunden.

Sätze: 3

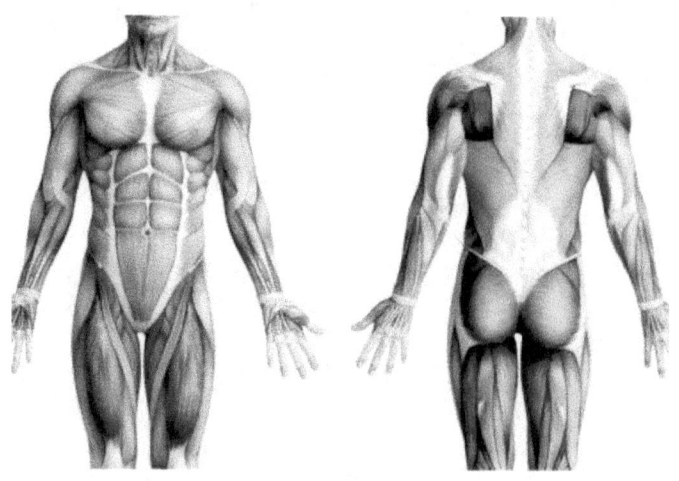

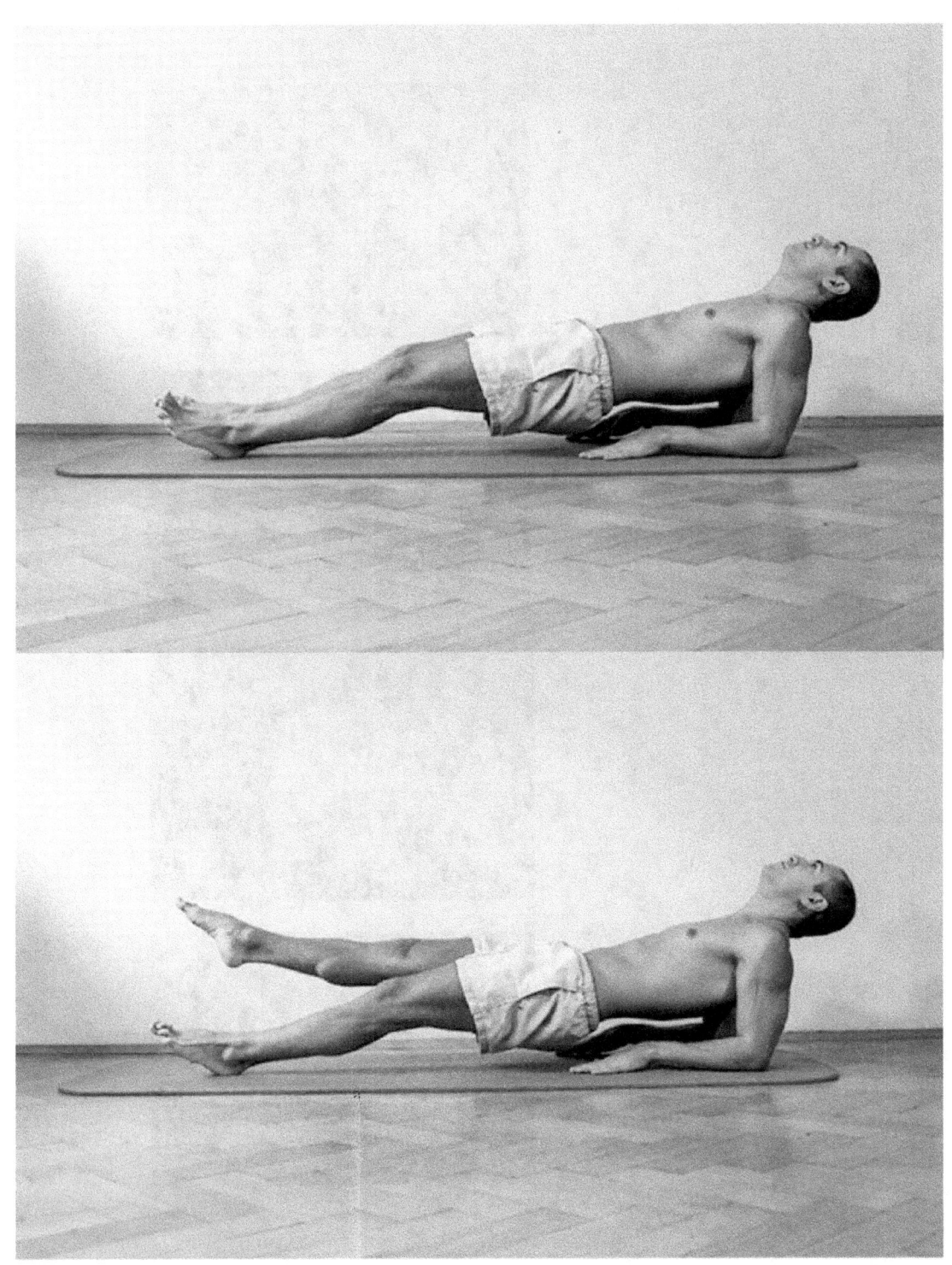

BRUSTÜBUNGEN

Open Push-Up

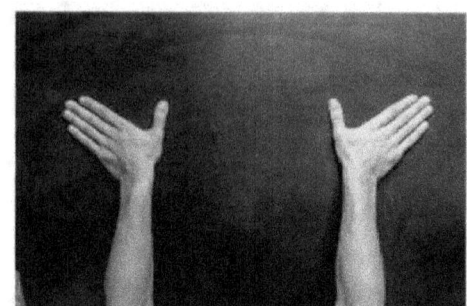

Wide Push-Up

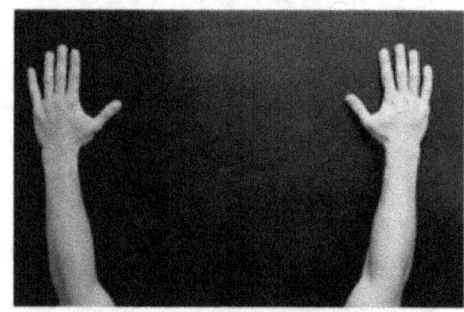

Closed
Push-Up

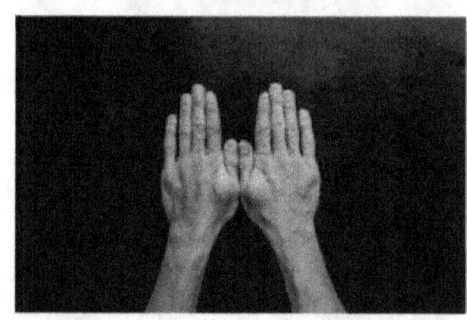

Crocodile
Push-Up

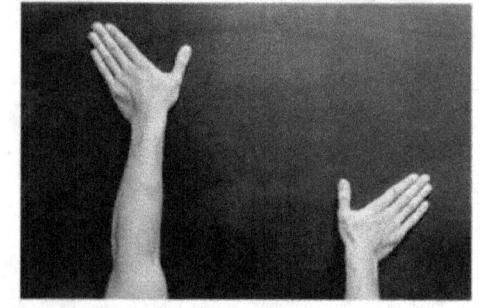

... das waren die Handstellungen für verschiedene Arten von Push-Ups (Liegestütze). Jetzt gehts zur Ausführung der Übungen...

Open Push-Ups

Bei dieser Übung handelt es sich um eine Variation der Liegestütze. Sie trainiert den oberen Bereich der großen Brustmuskulatur, die Schultern, sowie den Trizeps.

Stütze dich zur Ausführung mit deinen Händen auf Schulterhöhe schulterbreit ab und neige deine Fingerspitzen zu 45 Grad vom Körper ab. Des Weiteren stellst du dich auf die Zehenspitzen, sodass dein Oberkörper parallel zum Boden verläuft. Bilde zwischen Zeigefinger und Daumen einen rechten Winkel.

Lasse nun deinen Oberkörper bis kurz vor den Boden herab und drücke dich anschließend wieder in die Ausgangssituation hoch.

Wiederholungen: 10-30

Sätze: 3

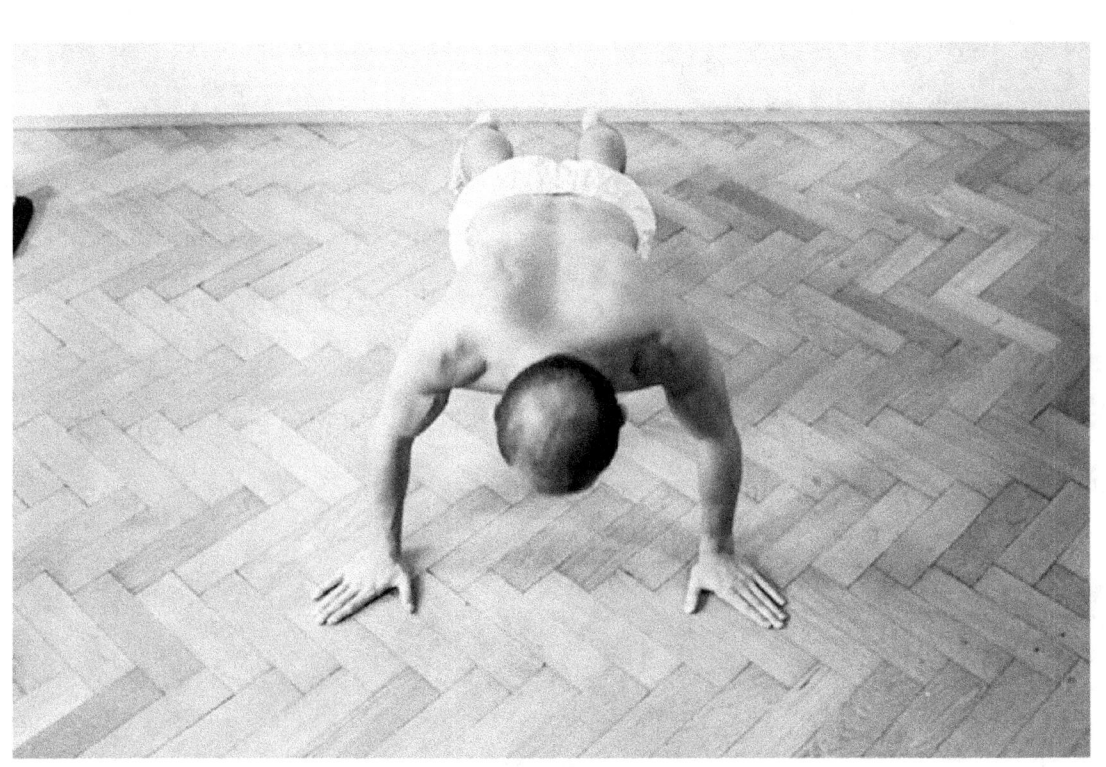

Wide Push-Ups

Auch hierbei handelt es sich um eine Abwandlung der herkömmlichen Liegestütze. Sie zielt in erster Linie auf den äußeren Bereich der großen Brustmuskulatur ab, beansprucht jedoch auch die Schultern, sowie den Trizeps.

Nehme die gleiche Position wie in der vorherigen Übung ein, lasse jedoch diesmal die Fingerspitzen nach Vorne zeigen und positioniere die Handflächen distanzierter als schulterbreit.

Lasse nun wieder deinen Körper bis zur vor dem Boden absinken und drücke dich anschließend zurück in die Ausgangsposition.

Wiederholungen: 10-30

Sätze: 3

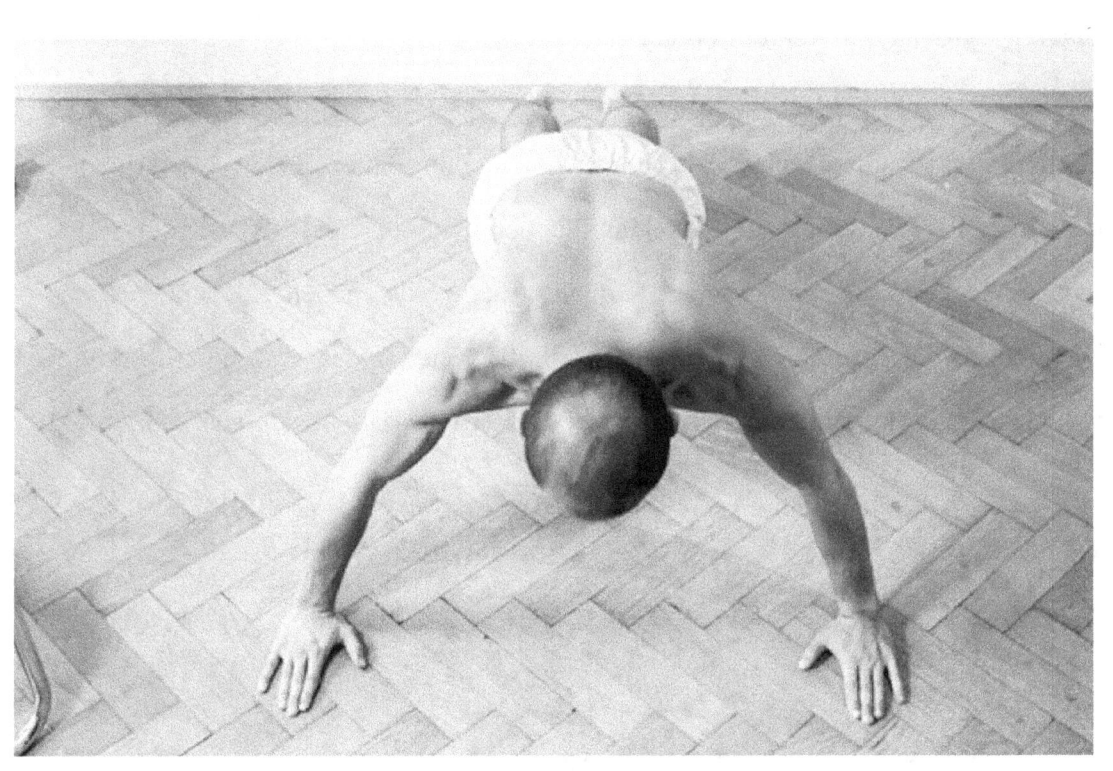

Closed Push-Ups

Diese Variation der Liegestütze trainiert den Ansatz der großen Brustmuskulatur, sowie ihren unteren Bereich, die Schultern und den Trizeps.

Sie gleichen in der Ausführung der vorherigen Übung, unterscheiden sich jedoch erneut durch die Positionierung der Handflächen. Stelle diese auf Schulterhöhe direkt nebeneinander auf, sodass sie Kontakt zueinander haben. Um besser das Gleichgewicht halten zu können, solltest du die Beine voneinander entfernen. Lasse nun wieder deinen Oberkörper zum Boden absinken und drücke dich anschließend hoch.

Wiederholungen: 10-30
Sätze: 3

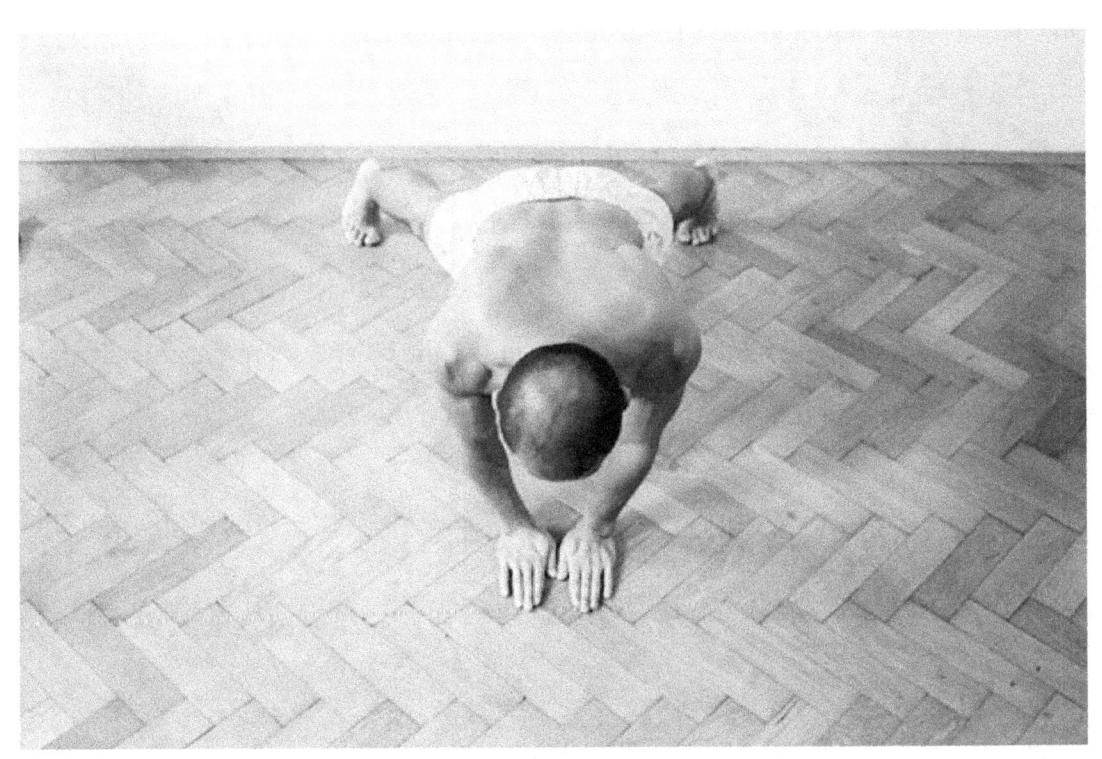

Die Tischstützen

Wer die Trainingsintensität etwas reduzieren möchte, oder nach einer Übung noch eine kleine Kraftreserve hat, kann die Tischstützen durchführen.

Lehne dich zur Ausführung mit den Handflächen gegen eine Tischkante, sodass dein Oberkörper im 45 Grad Winkel zum Boden steht. Bringe nun deinen Oberkörper durch Einknicken der Arme an die Tischkante heran und drücke dich anschließend wieder von ihr fort. Stelle dich auf die Zehenspitzen und achte darauf, die Körperspannung zu halten. Bei dieser Übung kommt es eher auf die Balance an als auf die Kraft.

Wiederholungen: 10-30

Sätze: 3

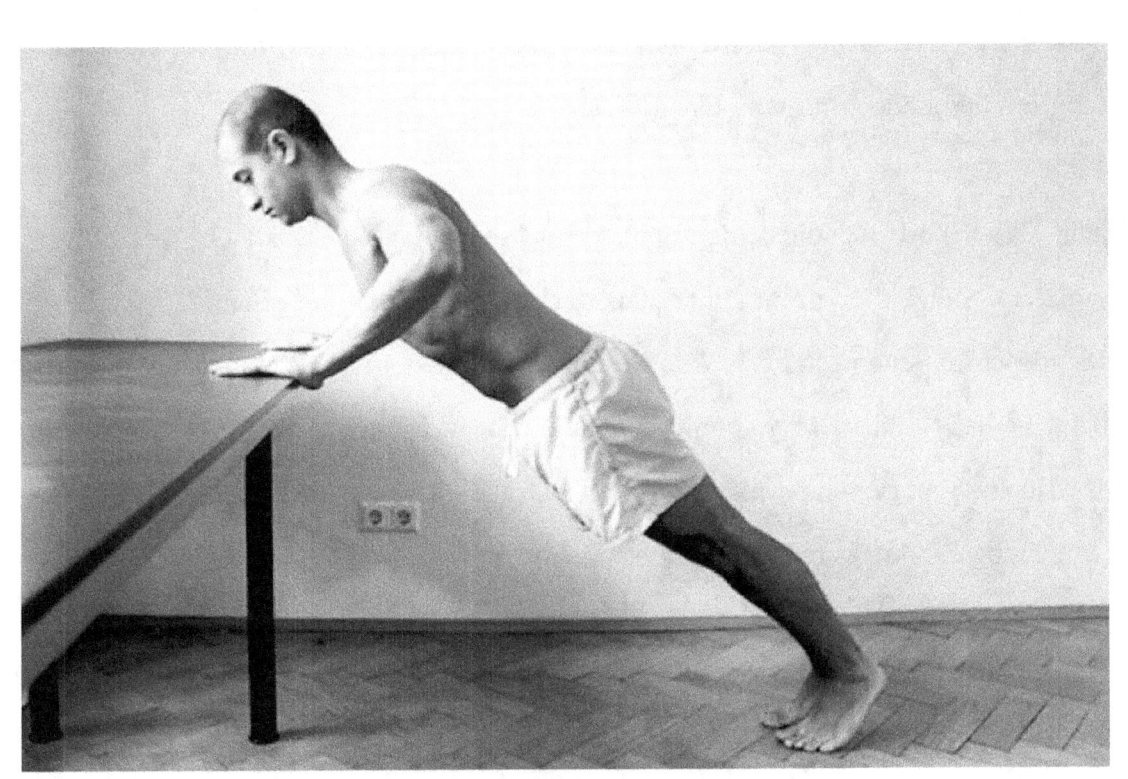

Buchstapel Push-Ups

Diese Abwandlung der Liegestütze liegt darauf ab den Bewegungsradius zu erhöhen und so eine intensivere Belastung zu erfahren. Du benötigst dazu einen Stuhl, sowie zwei Stapel mit Büchern, oder alternativ einen Wäschekorb.

Stelle den Wäschekorb oder die beiden Bücherstapel so auf, dass die Sitzfläche des Stuhls zu ihnen zeigt. Stütze dich mit je einer Handfläche schulterbreit auf einem Buchstapel ab, oder greife die Seitenwand des Wäschekorbs und platziere deine Zehenspitzen auf der Sitzfläche des Stuhls. Bringe nun den Oberkörper in Richtung des Bodens, bis du über den Büchern, beziehungsweise über dem Wäschekorb schwebst. Bringe dich nun durch Streckung der Arme in die Ausgangssituation zurück.

Wiederholungen: 10-30

Sätze: 3

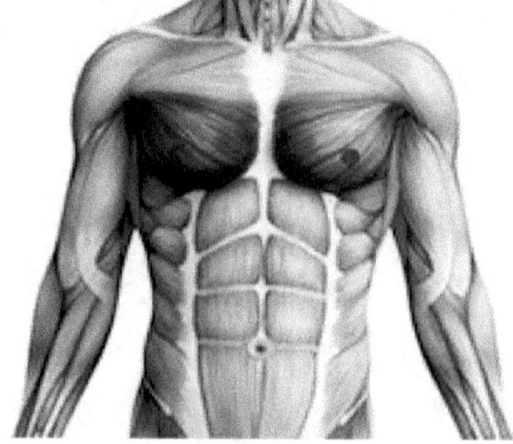

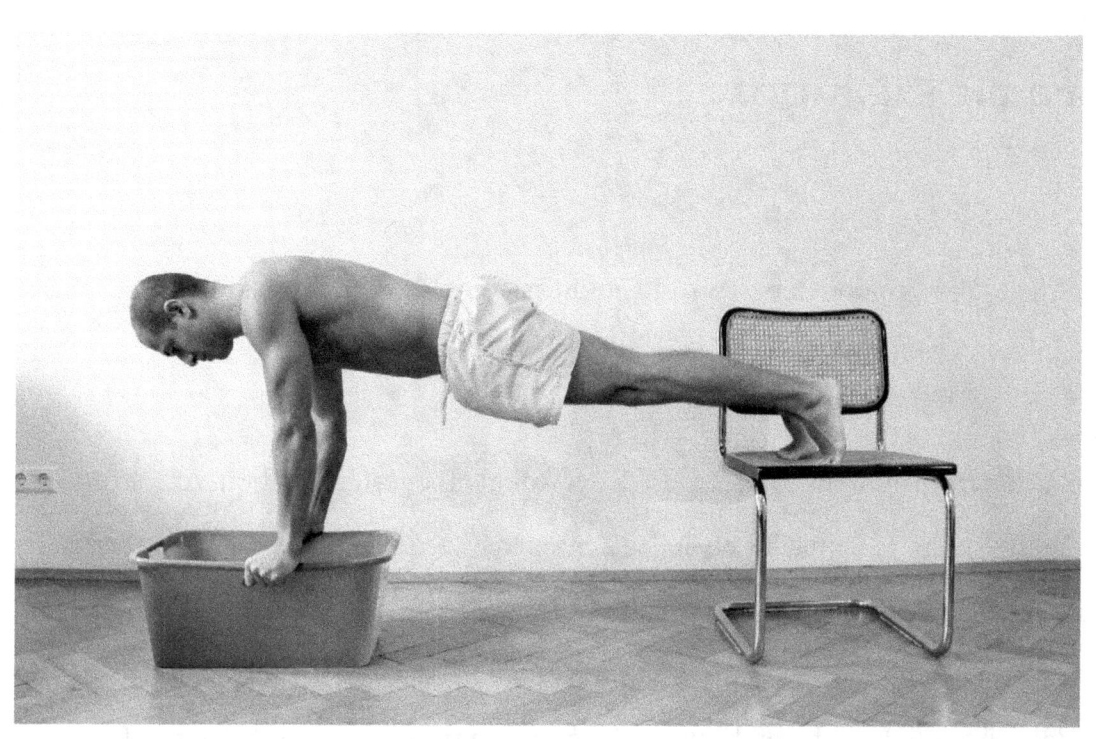

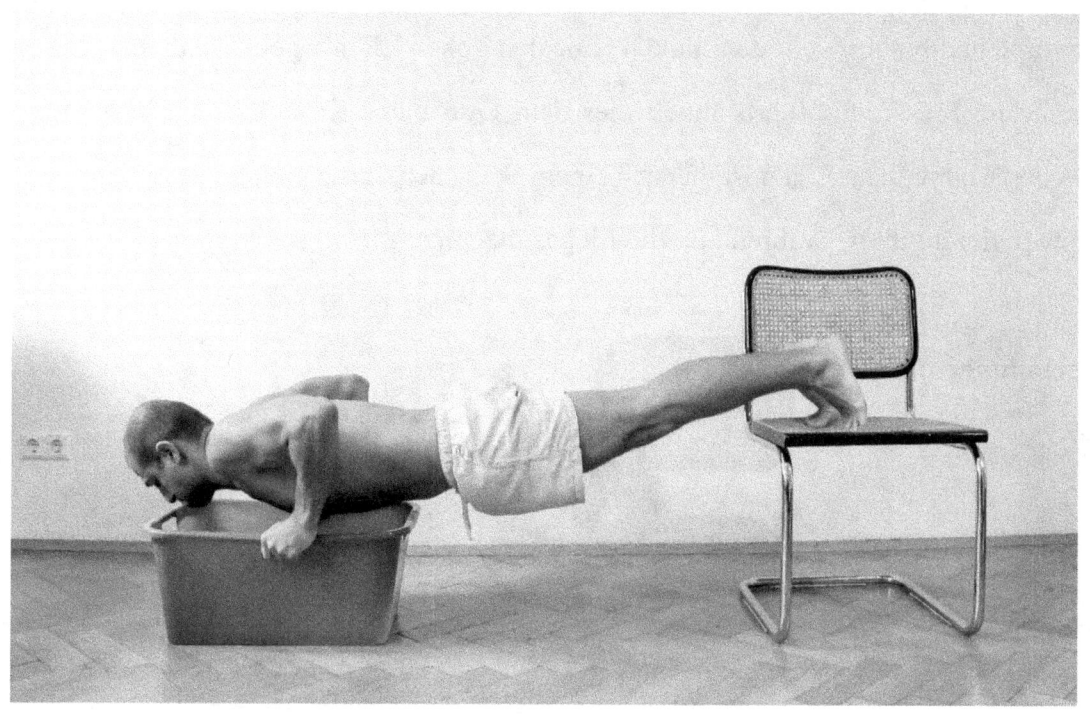

Crocodile Push-Ups

Diese Liegestützvariation lebt von einem flüssigem Bewegungsablauf, sowie einer geschickten Koordination dieser.

Bringe dich zur Ausführung zunächst in die gewohnte Liegestützposition. Anschließend stellst du die linke Handfläche etwa 10 Zentimeter weiter nach vorne. Nun berührst du mit deinem rechten Knie den rechten Ellenbogen während du deinen Oberkörper absinken lässt und ihn wieder in die Ausgangssituation nach oben bringst. Anschließend ziehst du dich zur linken oberen Hand nach vorne und positionierst nun den rechten Arm weiter vorne und berührst mit dem linken Knie den linken Ellenbogen. Wenn man diese Bewegung im Fluss durchführt, ähnelt dies dem Lauf eines Krokodils. Falls du kein Platz in der Wohnung hast, kannst du nach einem Step nach vorne gleich wieder ein Step nach hinten durchführen, während du die Liegestütze machst.

Wiederholungen: 15

Sätze: 3

Falls dein Fitnesslevel nicht ausreichen sollte, um zehn Wiederholungen bei den Liegestützvariationen durchzuführen, kannst du dich alternativ nicht auf den Zehen, sondern auf den Knien abstützen, was die Übungen erheblich erleichtert.

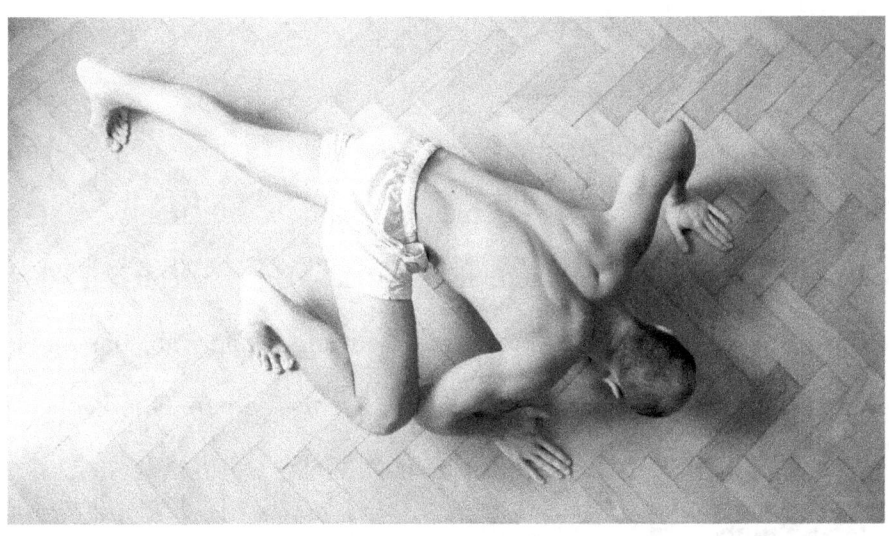

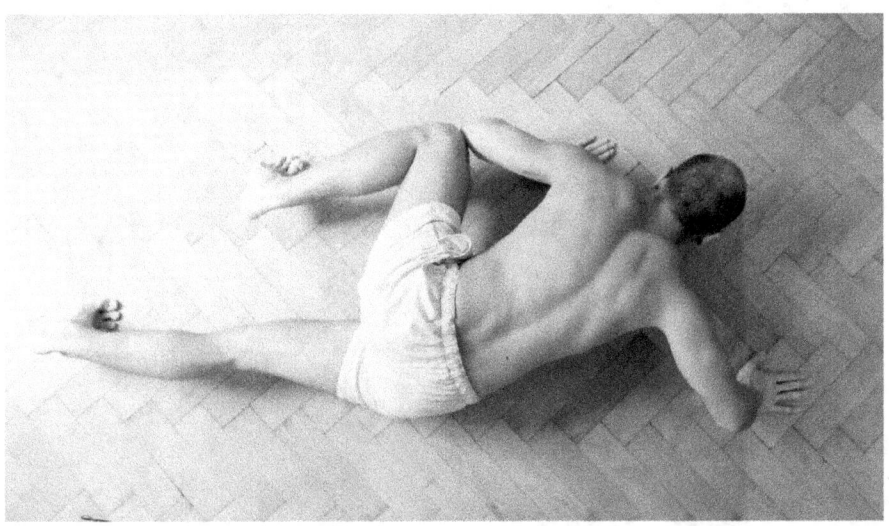

Butterfly

Diese Übung zielt darauf ab den Trizeps zu isolieren und die große Brustmuskulatur mit dem vorderen Teil des Deltamuskels der Schulter zu trainieren.

Suche dir für diese Übung eine Schrankwand, oder einen Türrahmen. Hebe deinen Oberarm auf Schulterhöhe an und strecke deinen Unterarm im 90 Grad Winkel von ihm nach oben ab. Stütze dich nun mit der Handfläche und dem Unterarm an den Türrahmen/ die Schrankwand. Senke deinen Oberkörper in Richtung Boden ab, dass sich deine abstützende Handfläche sich nach hinten bewegt. Richte deinen Oberkörper wieder auf in dem du diese wieder nach Vorne bringst und deinen Oberkörper Richtung dem stützenden Unterarm drehst.

Wiederholungen: 12-15

Sätze: 3

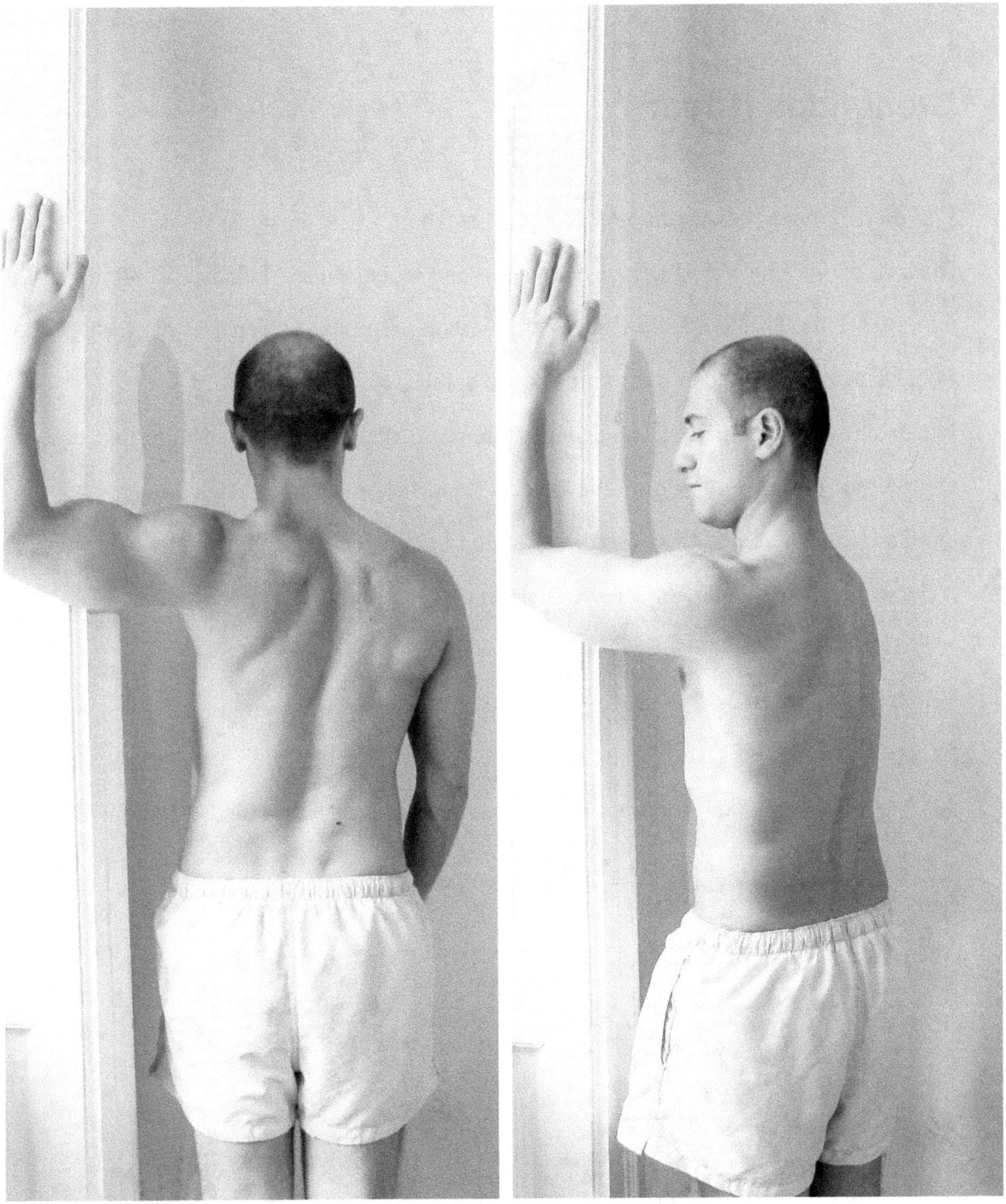

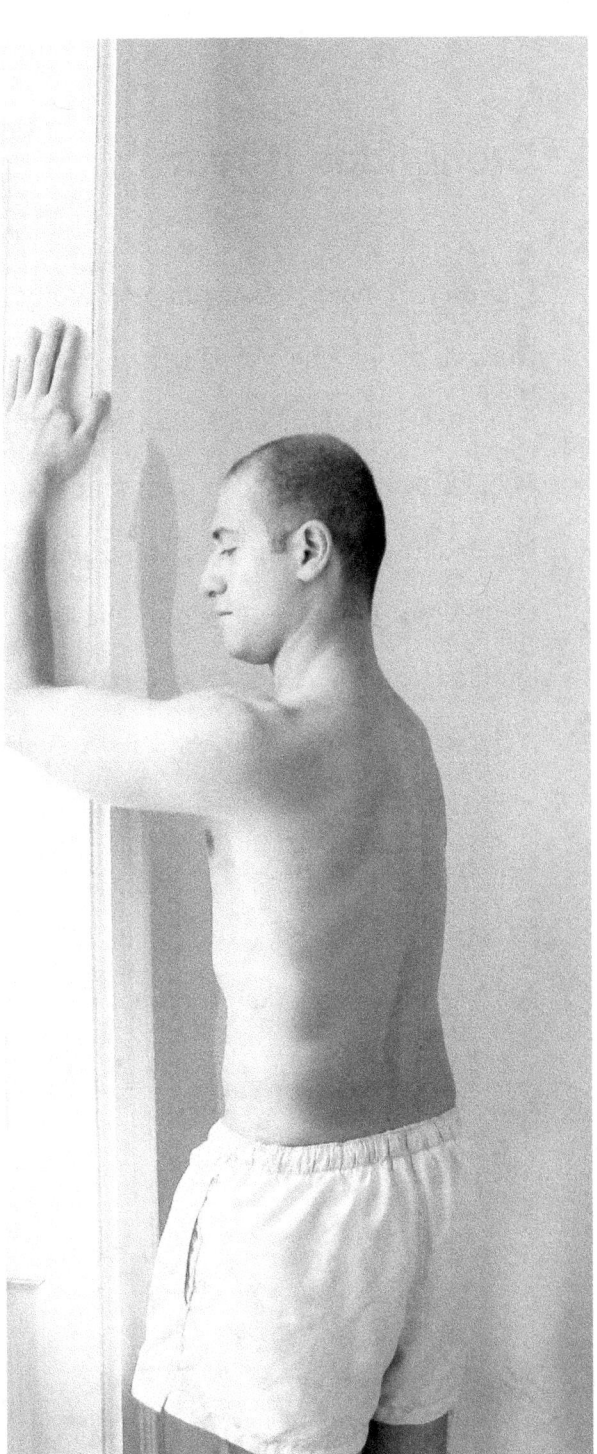

RÜCKENÜBUNGEN

Stehendes Rudern

Für diese Übung benötigen wir einige Gewichte. Zwei Sixpacs Wasser oder zwei Rucksäcke, welche mit Büchern oder anderen Gegenständen beladen werden dienen uns als solche. Das stehende Rudern trainiert den Trapezius, den Deltoidmuskel, die Schulterblattmuskeln, den Latissimus sowie den Bizeps.

Nimm ein Gewicht in jede Hand und stelle dich schulterbreit auf. Neige nun deinen Oberkörper um etwa 45 Grad. Die beiden Handrücken zeigen nach vorne. Ziehe nun die Gewichte an deinen Oberkörper heran und lasse wieder anschließend wieder herab. Achte darauf, dass du deinen Rücken gerade und stabil hältst.

Wiederholungen: 12-15

Sätze: 3

Als Variation kannst du hier die Gewichte so halten, dass dein Handrücken nicht nach vorne sondern um 45° zur Seite zeigt.

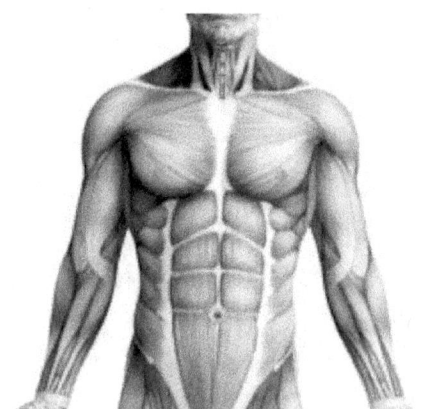 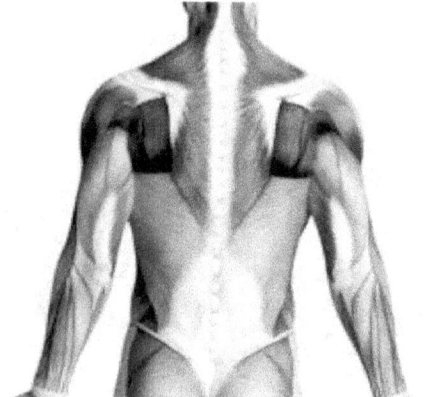

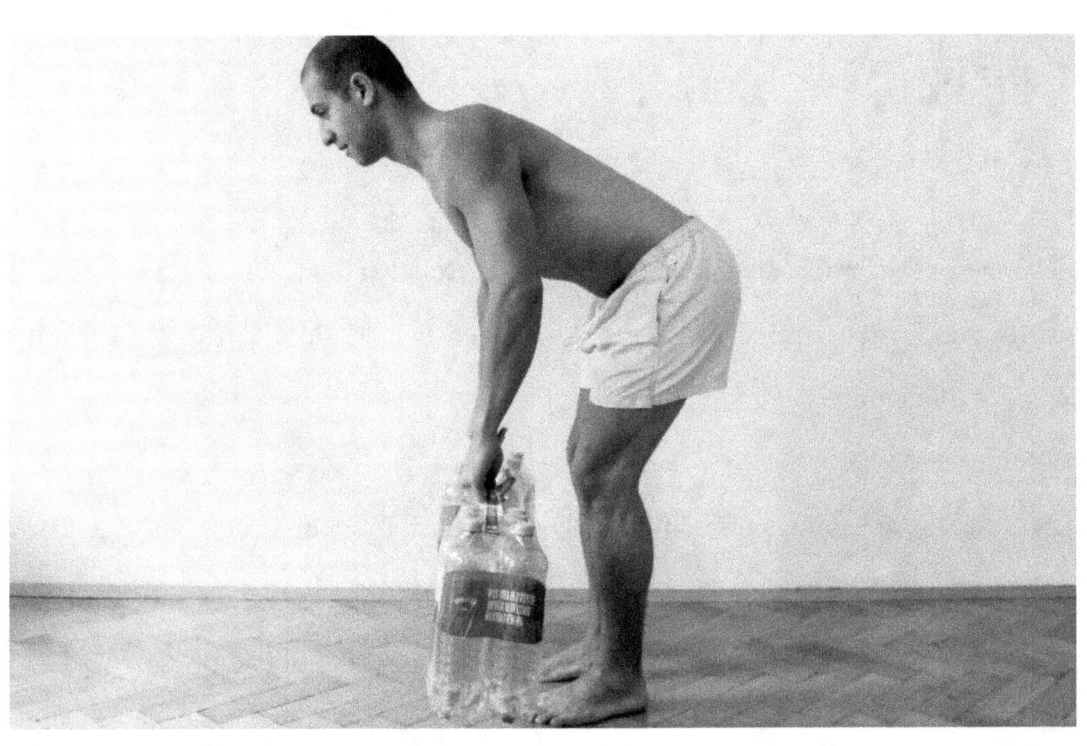

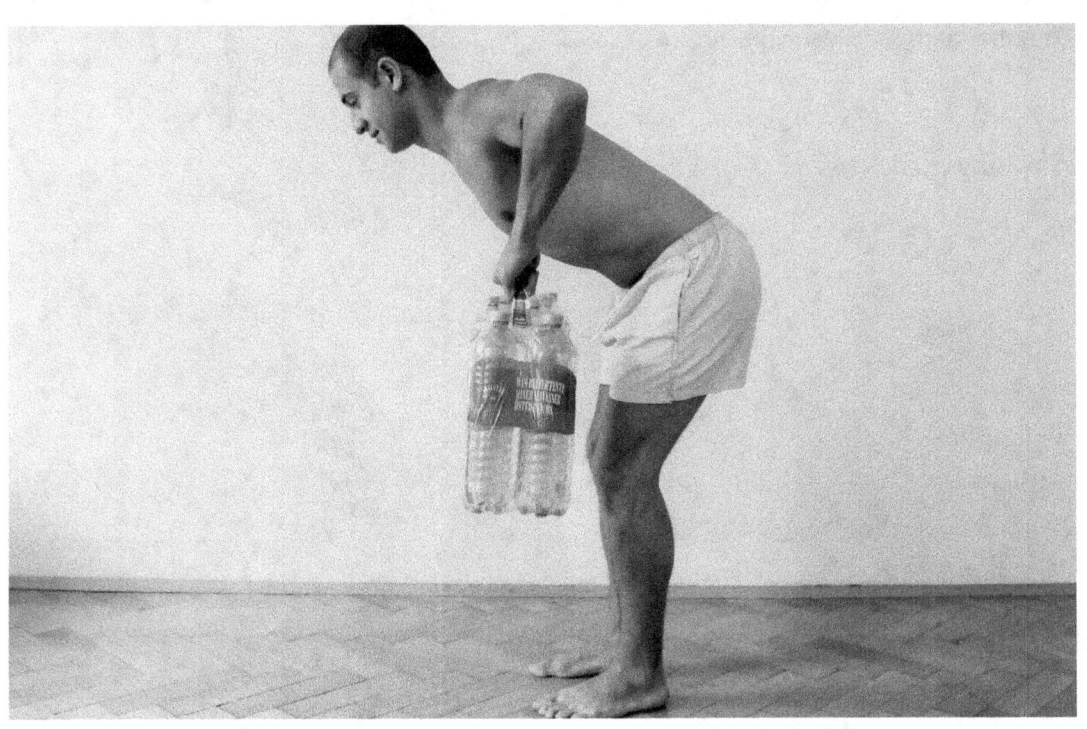

Nackenzug

Der Nackenzug beansprucht den Trapezmuskel, die Schulter und den Bizeps. Wieder benötigst du zur Ausführung ein Gewicht. Am besten belädst du einen Rucksack mit Flaschen oder Büchern.

Stelle dich für diese Übung aufrecht hin. Die Füße sind schulterbreit voneinander entfernt. Fasse das Gewicht mit beiden Händen und hebe es direkt vor deinem Körper bis auf Höhe des Halses an. Lasse es anschließend wieder absinken. Spreize die Ellenbogen während der Übung ab und achte auf eine stabile und sichere Haltung des Rückens. Kein Hohlkreuz machen an dieser Stelle!

Wiederholungen: 12-15
Sätze: 3

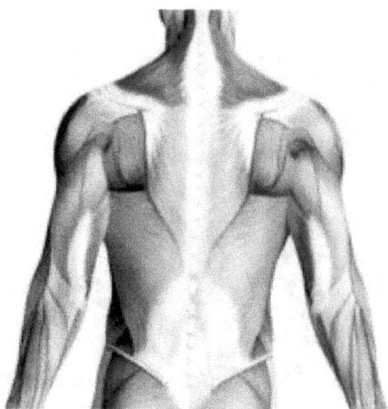 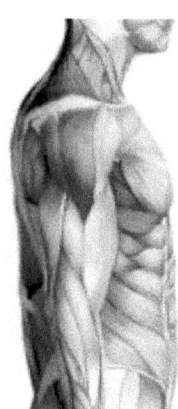

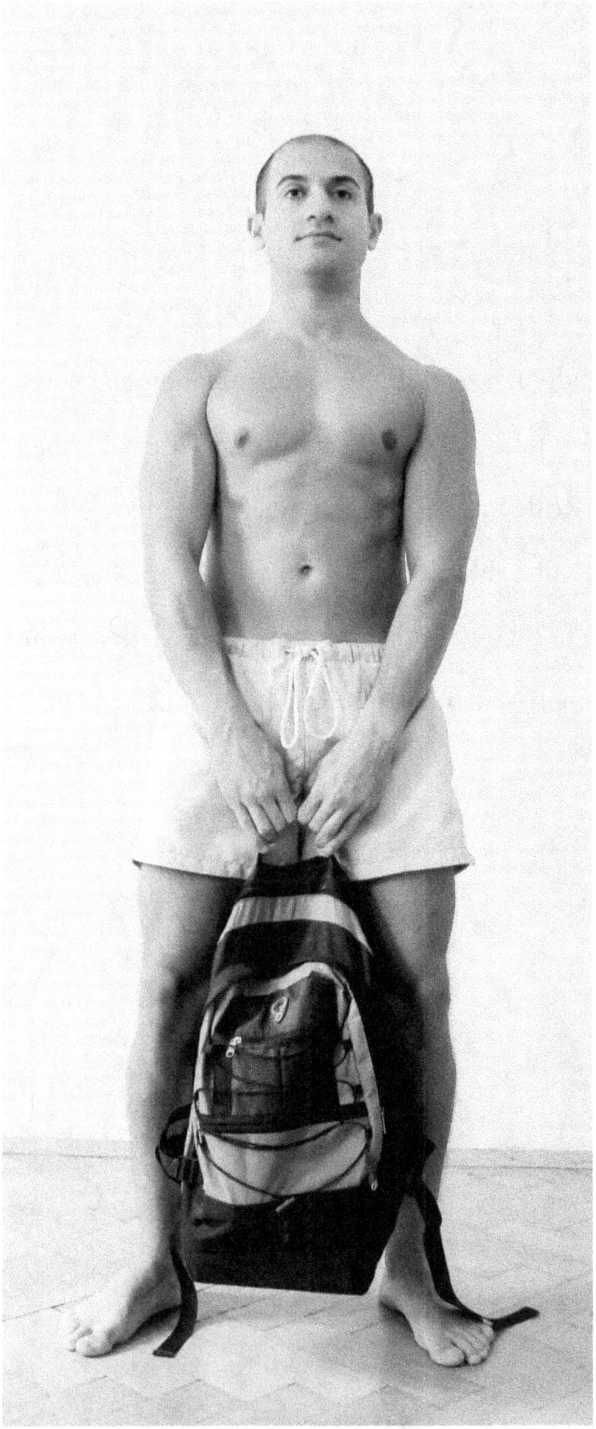

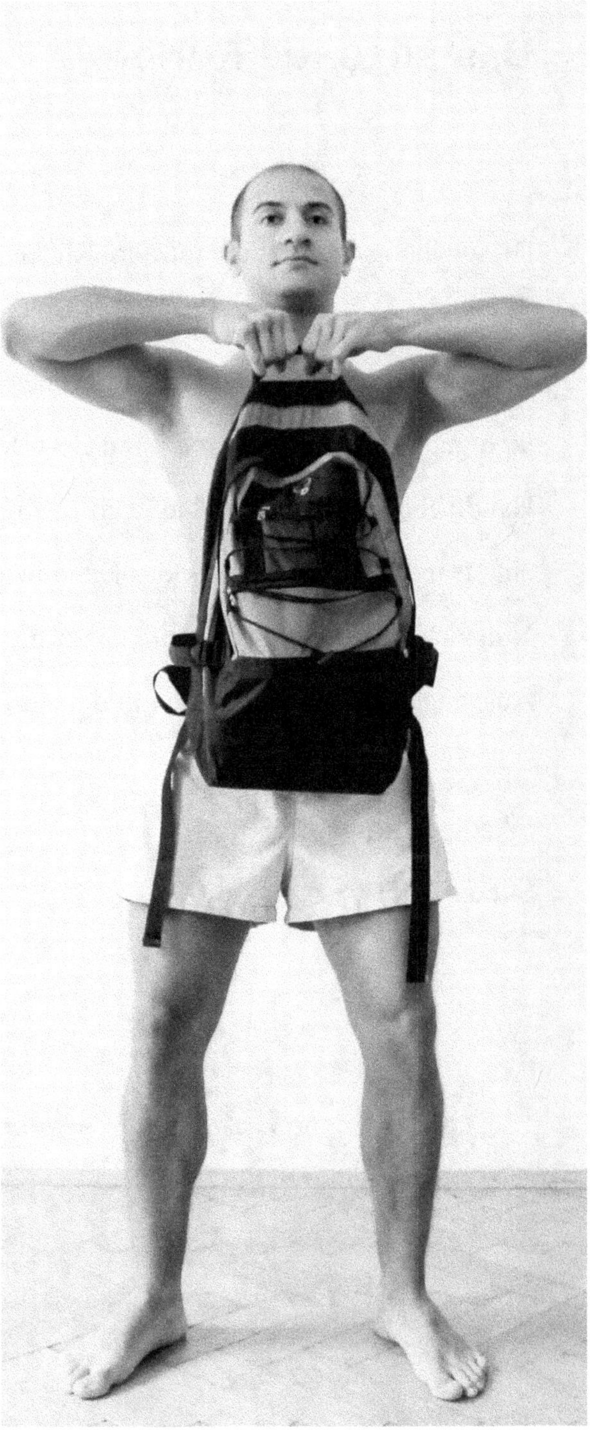

Das sitzende Rudern

Diese Übung trainiert die mittlere Rückenmuskulatur, sowie den Bizeps.

Zur Ausführung benötigst du ein großes Badetuch, sowie ein kleines Handtuch. Setze dich zur Ausführung aufrecht auf den Boden und stelle deine Fersen auf dem kleinen Handtuch ab. Wickle das Badetuch zu einer Rolle und nimm die beiden Enden jeweils in eine Hand. Das Mittelstück des Handtuchs hältst du mit Hilfe deiner Füße auf Distanz. Nun ziehst du diese an deinen Körper heran und bewegst sie anschließend wieder in die Ausgangssituation. Versuche mit deinen Beinen Widerstand beim Ziehen aufzubauen.

Wiederholungen: 15

Sätze: 3

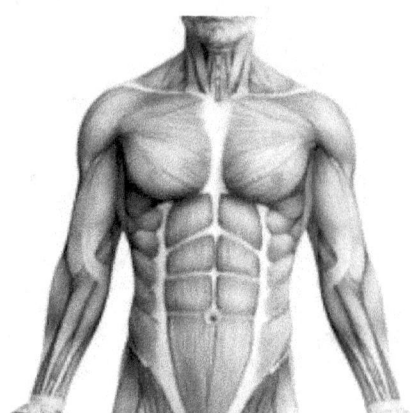 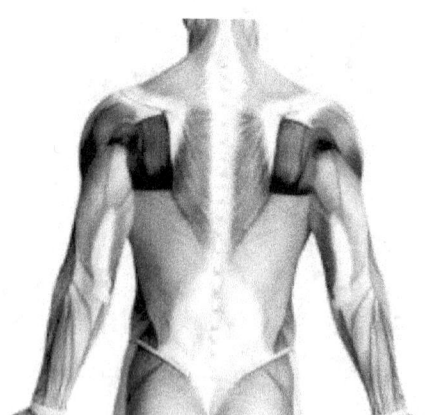

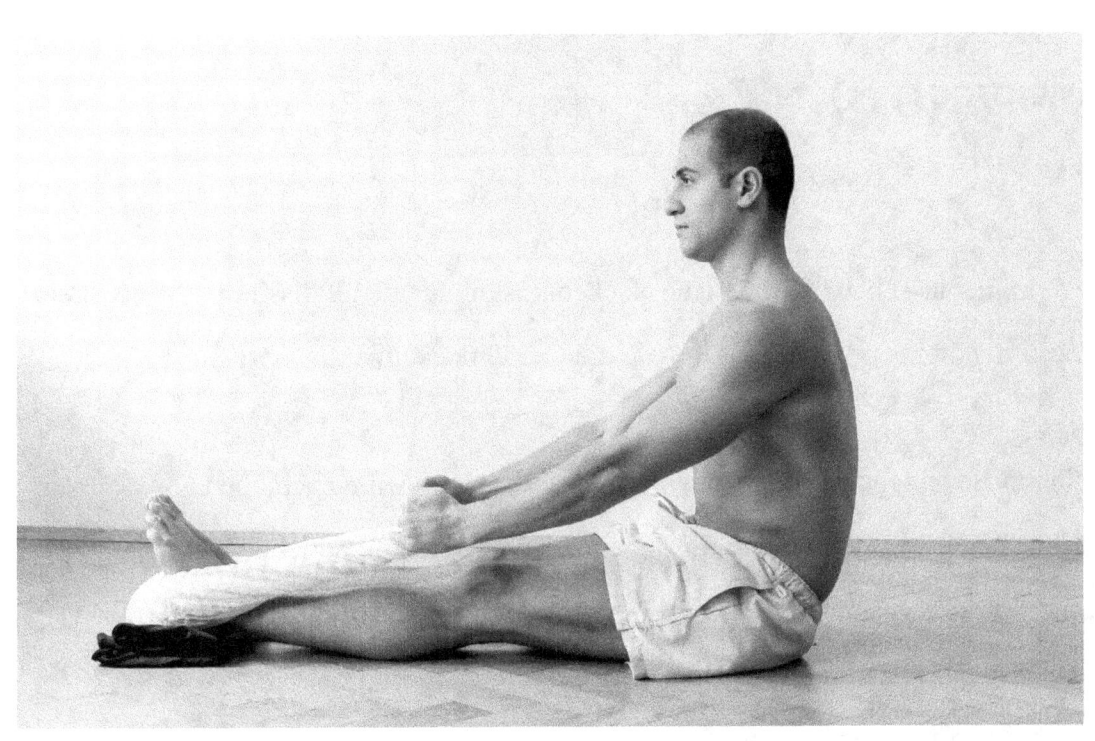

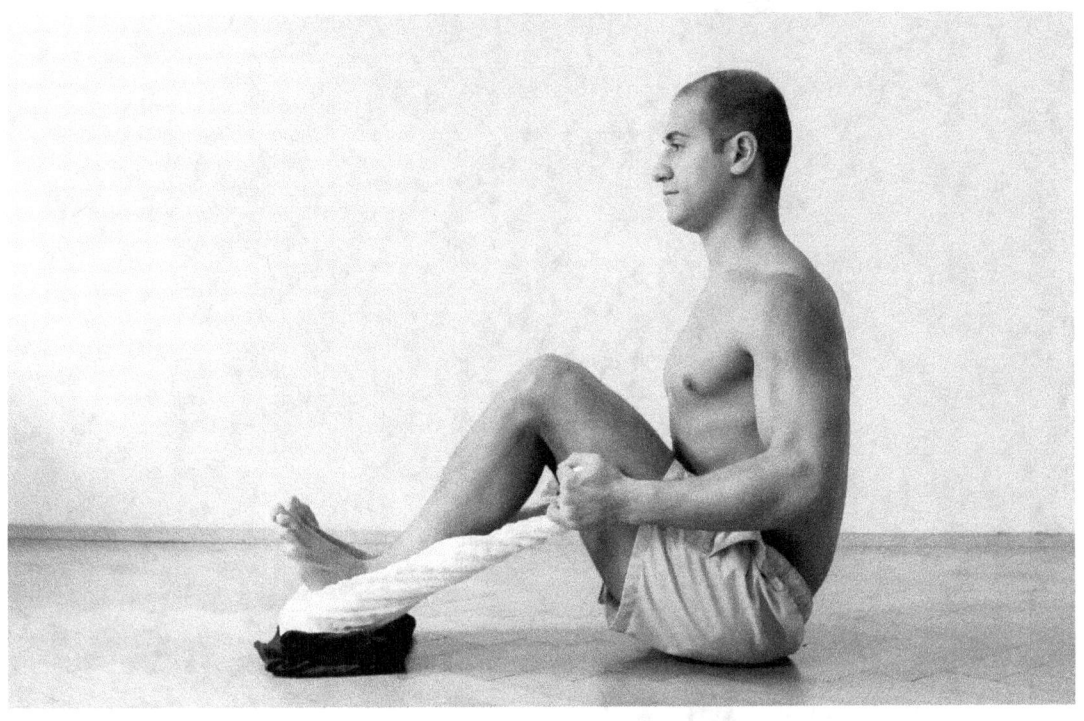

Schwimmer

Der Schwimmer lässt hauptsächlich die Nackenmuskulatur, den Latissimus, die Muskeln im Bereich den Lendenwirbelsäule, sowie die Gesäßmuskeln aktiv werden.

Lege dich in Bauchlage auf den Boden und strecke deine Arme nach oben von dir. Nun hebe deine Beine an und beginne mit ihnen abwechselnd zu paddeln. Führe zeitgleich die Arme von der gestreckten oberen Position simultan auf Schulterhöhe herab. Der Bewegungsablauf ähnelt dem des Brustschwimmens.
Tue dies für 10 Sekunden.

Sätze: 3

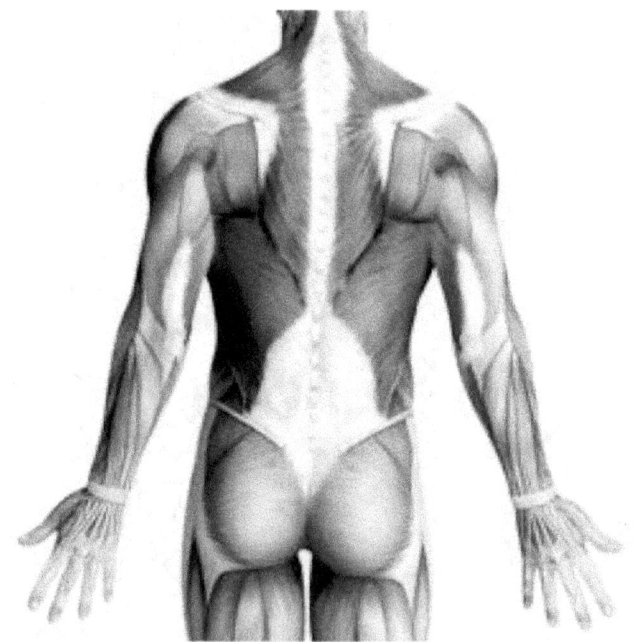

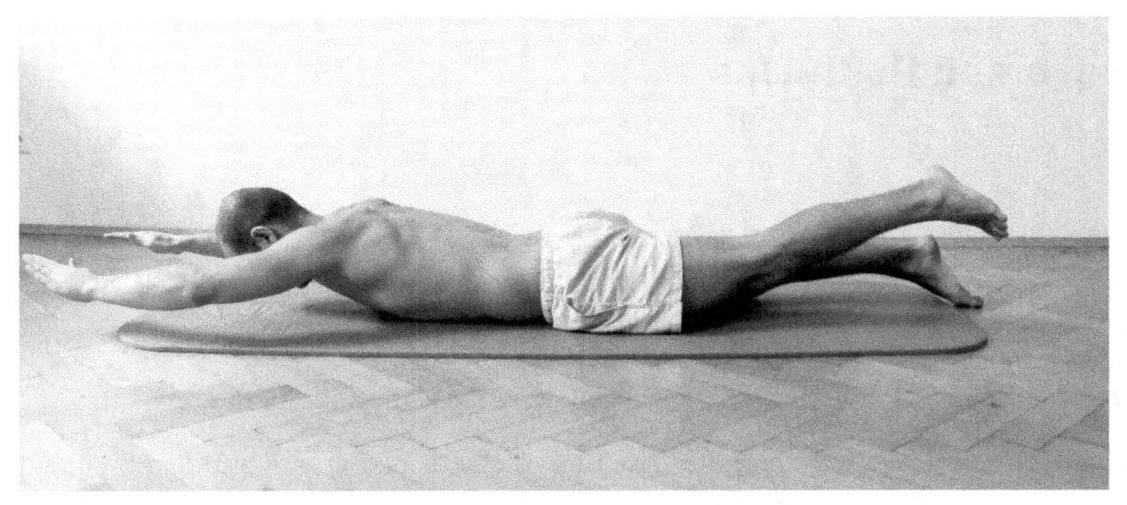

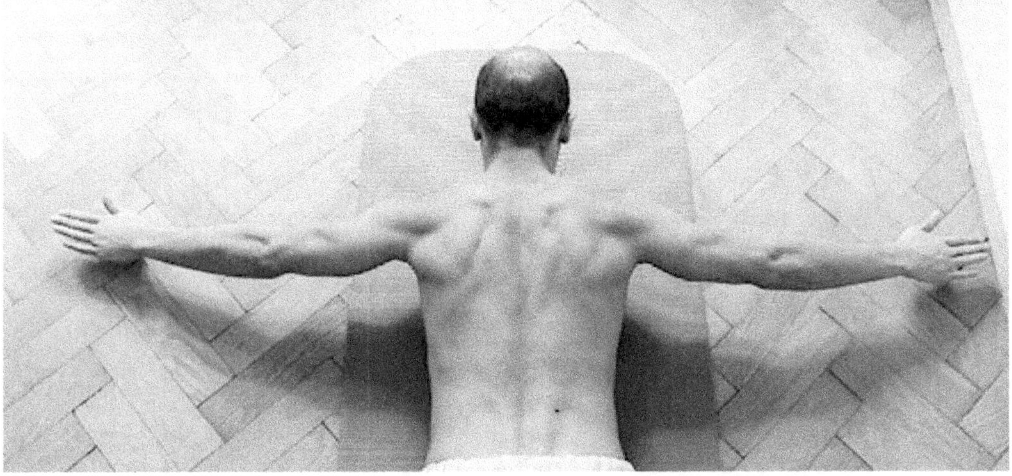

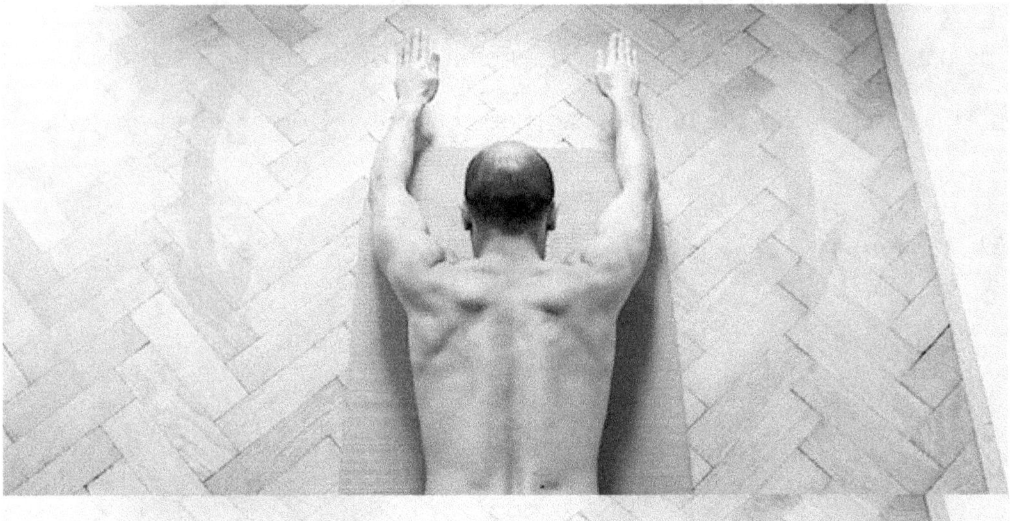

Reversed Push-Ups

Diese Übung trainiert deine Rückenmuskulatur, die Unterarme, sowie den Bizeps.

Du benötigst einen Tisch, sowie einen Stuhl um diese Übung auszuführen.

Lege dich mit dem Kopf unter den Tisch und stelle deine Fernsen auf dem Stuhl auf.

Halte dich nun mit den Händen an der Tischplatte fest. Ziehe deinen Oberkörper hinauf,

sodass du parallel zum Boden schwebst. Lasse dich anschließend wieder herab. Fixiere

mit den Augen die Tischplatte und versuche den gesamten Körper gerade zu halten.

Wiederholungen: 10-12

Sätze: 3

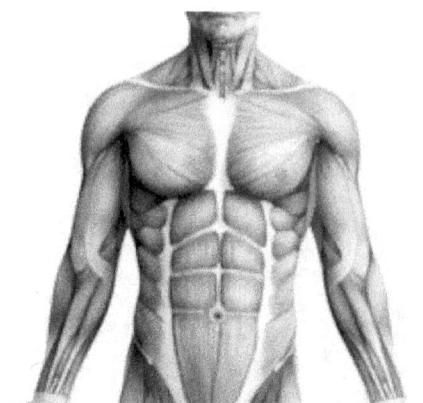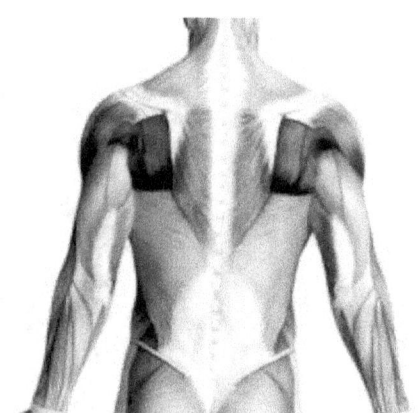

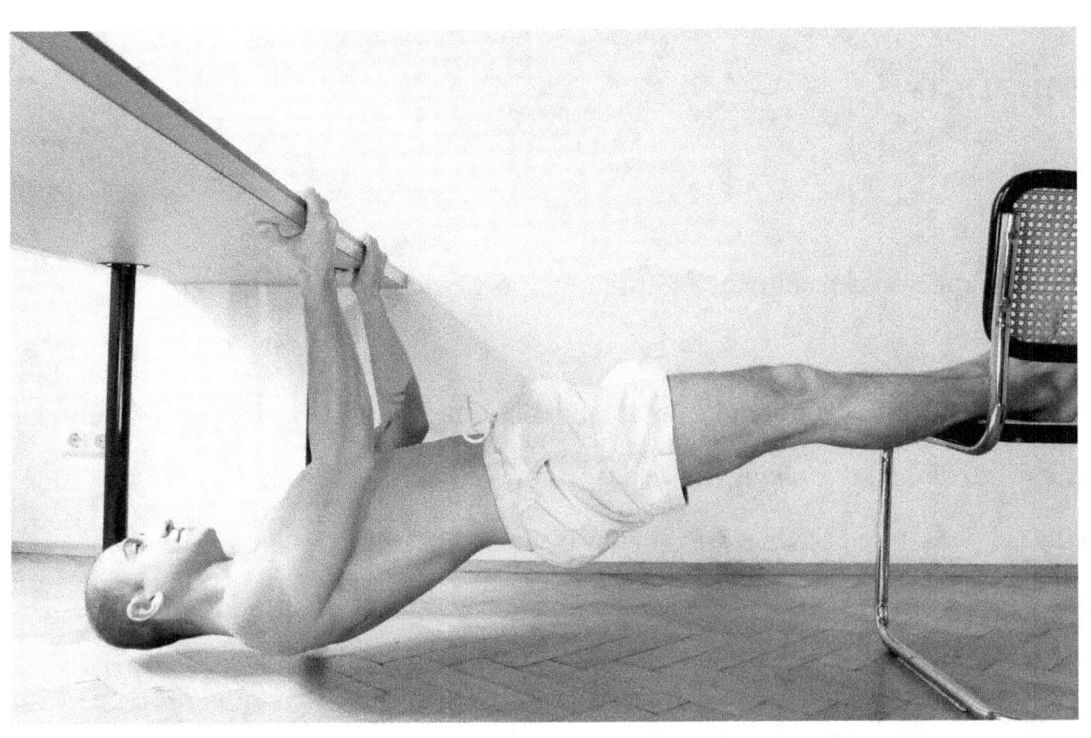

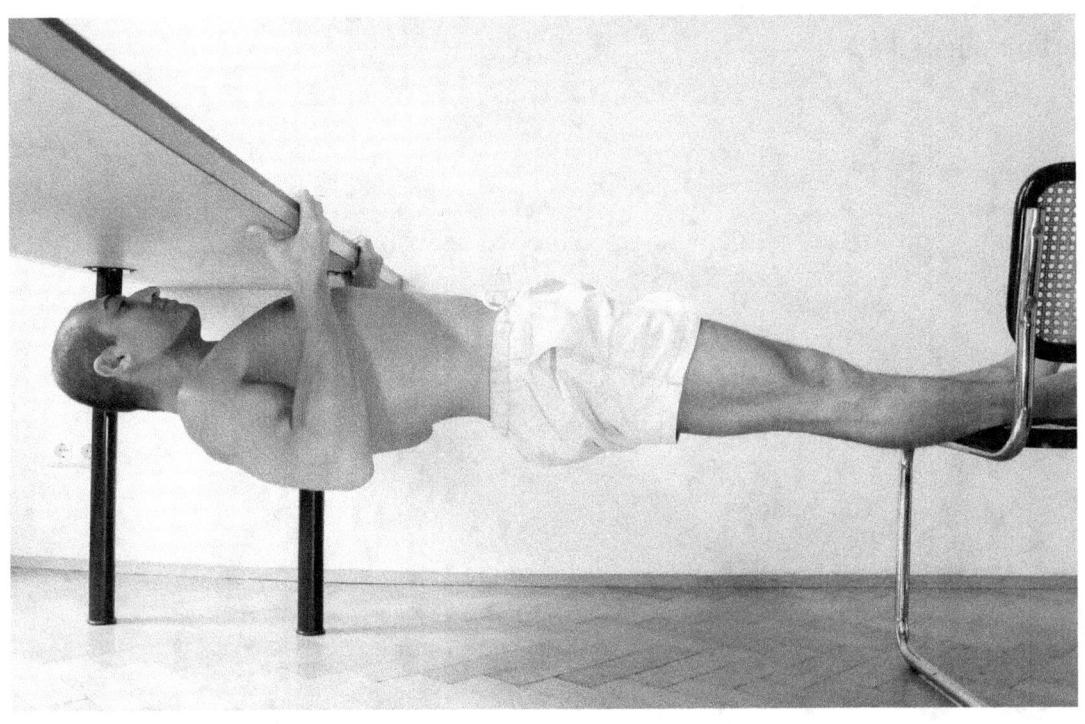

Klimmzüge

Klimmzüge trainieren den seitlichen Latissimus, sowie den Bizeps.

Nutze eine Tür, oder den Türrahmen, um Klimmzüge durchzuführen. Greife schulterbreit mit beiden Händen an die obere Kante der Türe, oder an den Türrahmen. Winkle nun die Beine an, sodass du keinen Kontakt zum Boden mehr hast. Ziehe dich anschließend hoch, bis dein Kopf auf Höhe der oberen Türkante ist. Lasse dich nun wieder in die Ausgangslage herab.

Wiederholungen: 8-12
Sätze: 3

Auch hier kannst du variieren indem du einen breiten beziehungsweise einen engen Griff wählst um verschiedene Areale des Rückens und des Latissimus zu beanspruchen.

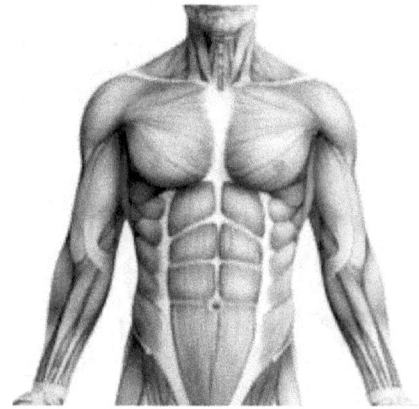 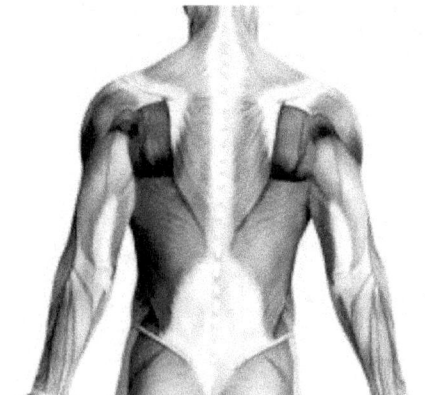

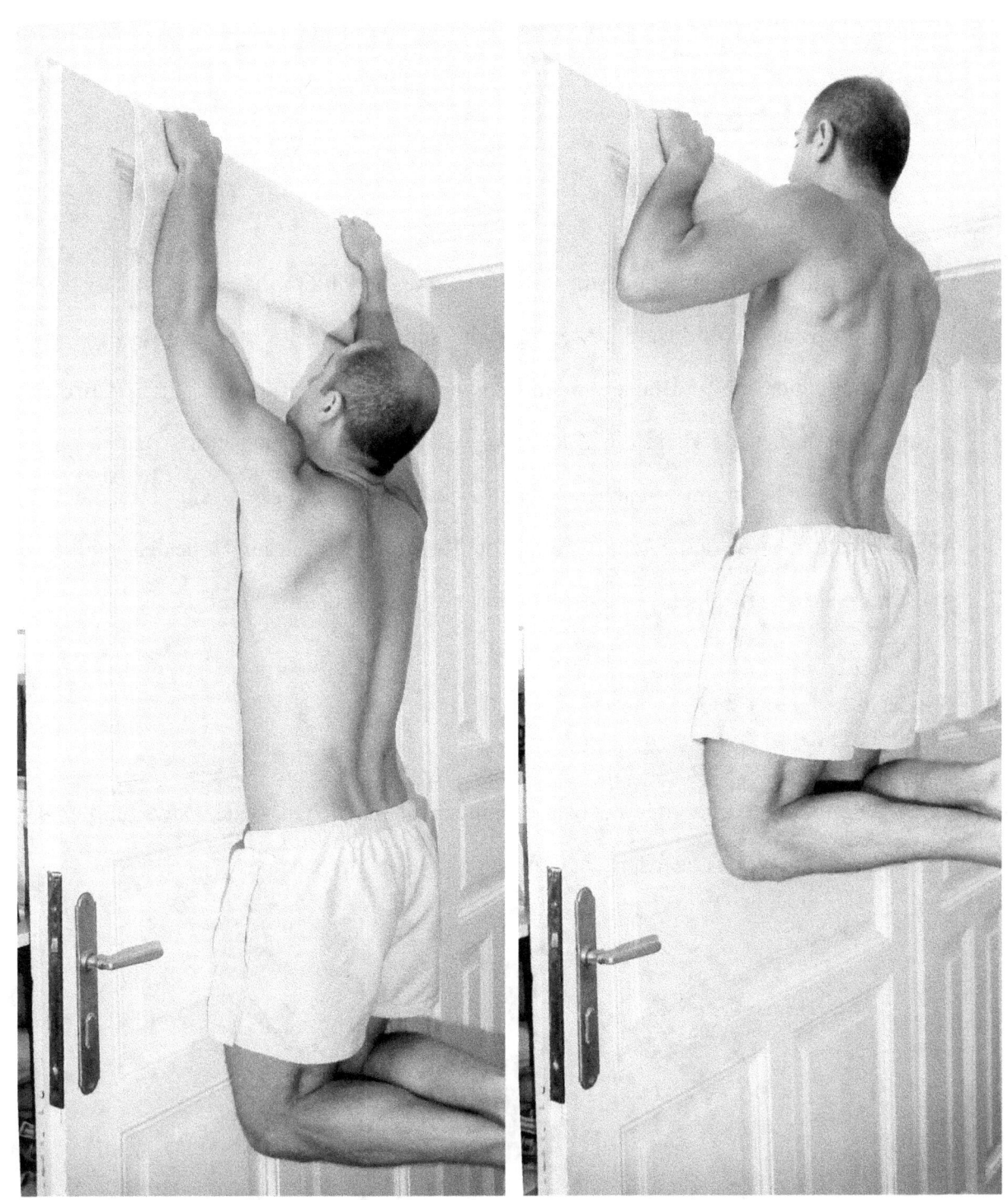

SCHULTERÜBUNGEN

Das Seitheben

Diese Übung trainiert die Schultermuskulatur, sowie die Unterarme.

Nehme dir zur Ausführung zwei gleich schwere Gewichte. Besonders gut eignen sich hier zwei Bücher oder vollbepackte Ordner. Stelle dich aufrecht hin und nehme in jede Hand ein Buch. Die Art wie du das Buch greifst (siehe auch kleines Foto) bestimmt welchen Anteil des Schultermuskels du strapazierst. Anschließend hebst du deine Arme seitlich vom Körper an, bis sie auf Höhe der Schultern sind. Lasse sie darauffolgend langsam wieder in die Startposition herab.

Wiederholungen: 12-15

Sätze: 3

Achte darauf die Bücher nur bis zur Schulterhöhe zu heben. Jede Bewegung über die Schulterhöhe hinaus beansprucht den Trapezmuskel im Nacken!

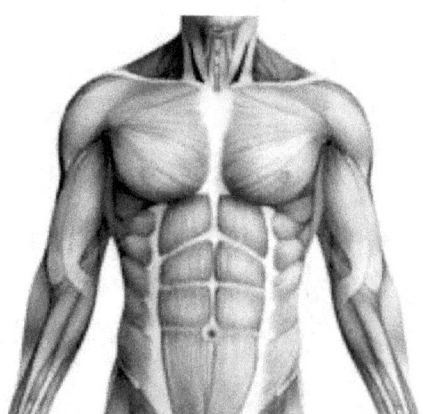
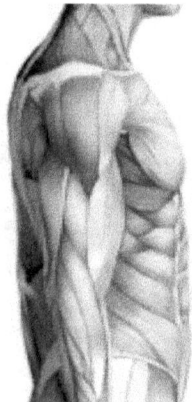

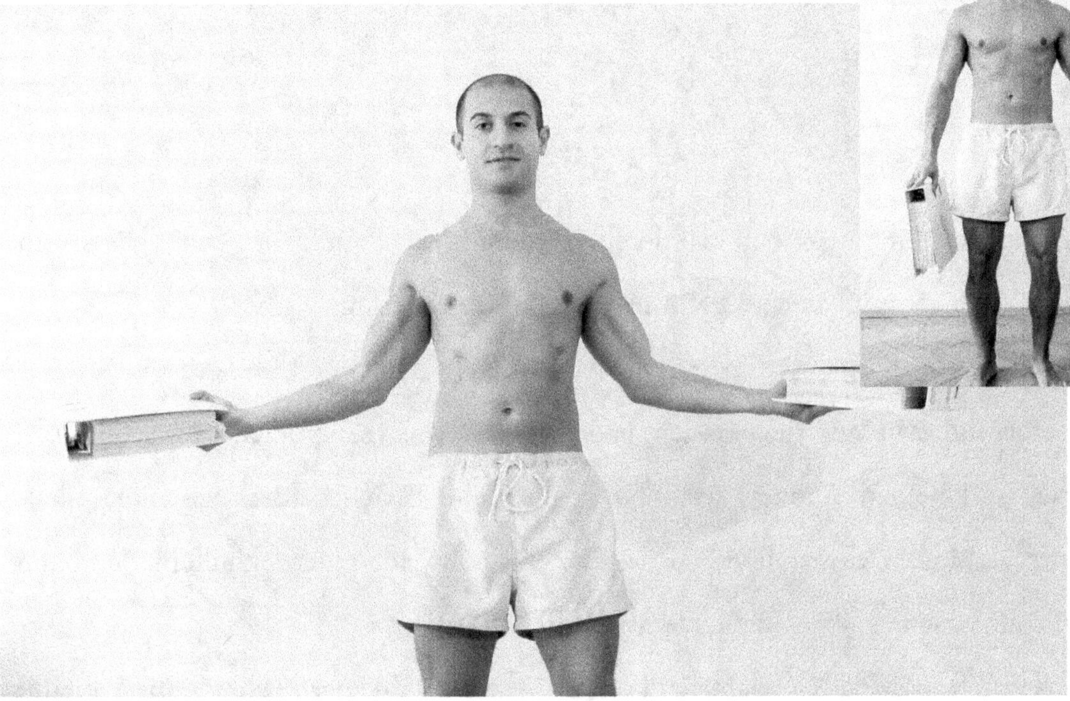

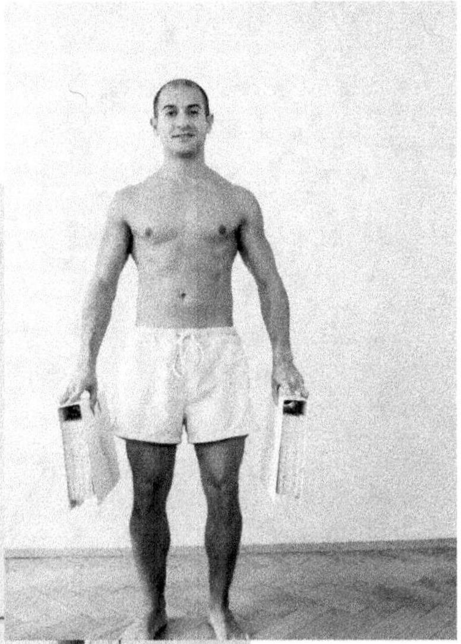

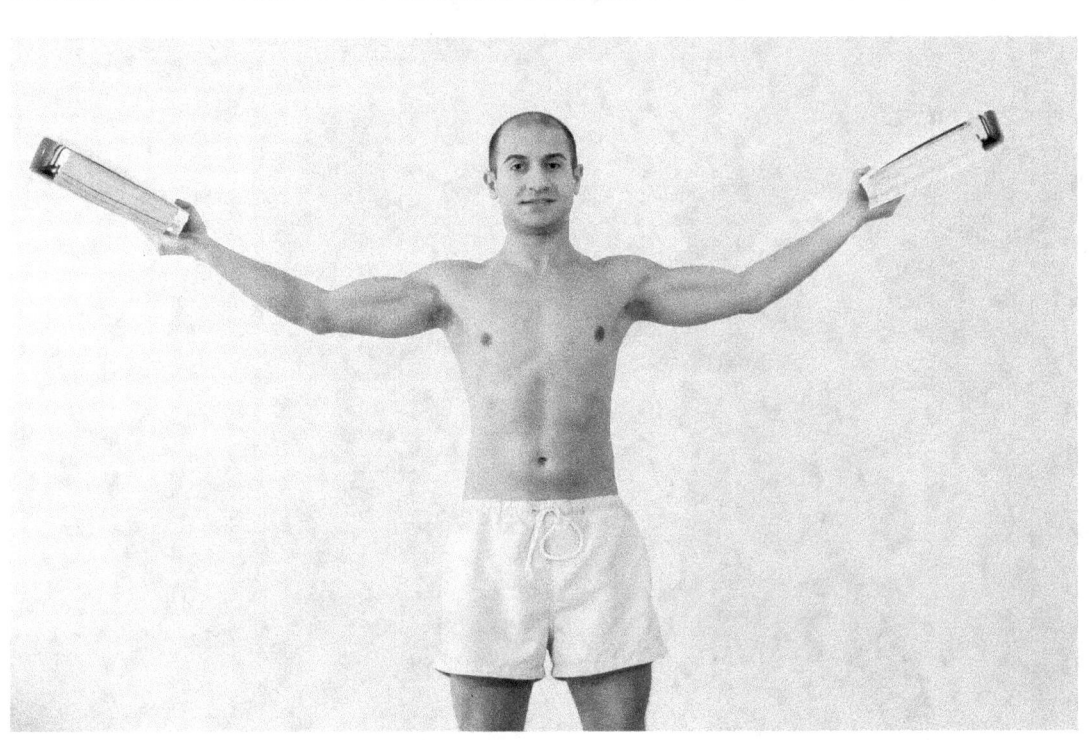

Frontheben

Das Frontheben trainiert den vorderen Schultermuskel und du benötigst einen Rucksack, welcher mit Büchern gefüllt wurde für das Training.

Stelle dich aufrecht auf den Boden und winkle deine Knie leicht an. Halte den Rucksack mit beiden Händen fest und beuge deine Arme, sodass sie nicht mehr ausgestreckt sind. Hebe nun den Rucksack bis zur Höhe der Schultern an, ohne den Winkel zwischen Ober- und Unterarm zu verändern.

Achte darauf, dass du das Gewicht nicht ruckartig anhebst und der Rücken statisch bleibt.

Wiederholungen: 12-15

Sätze: 3

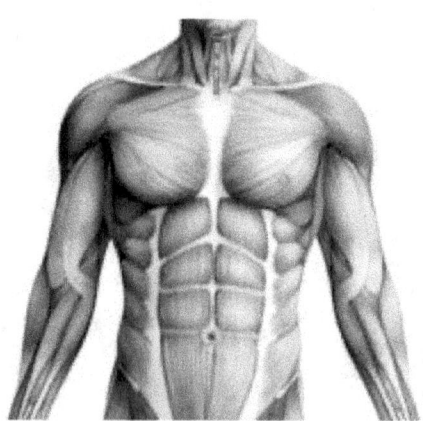 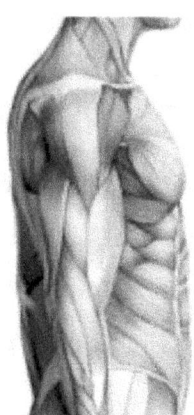

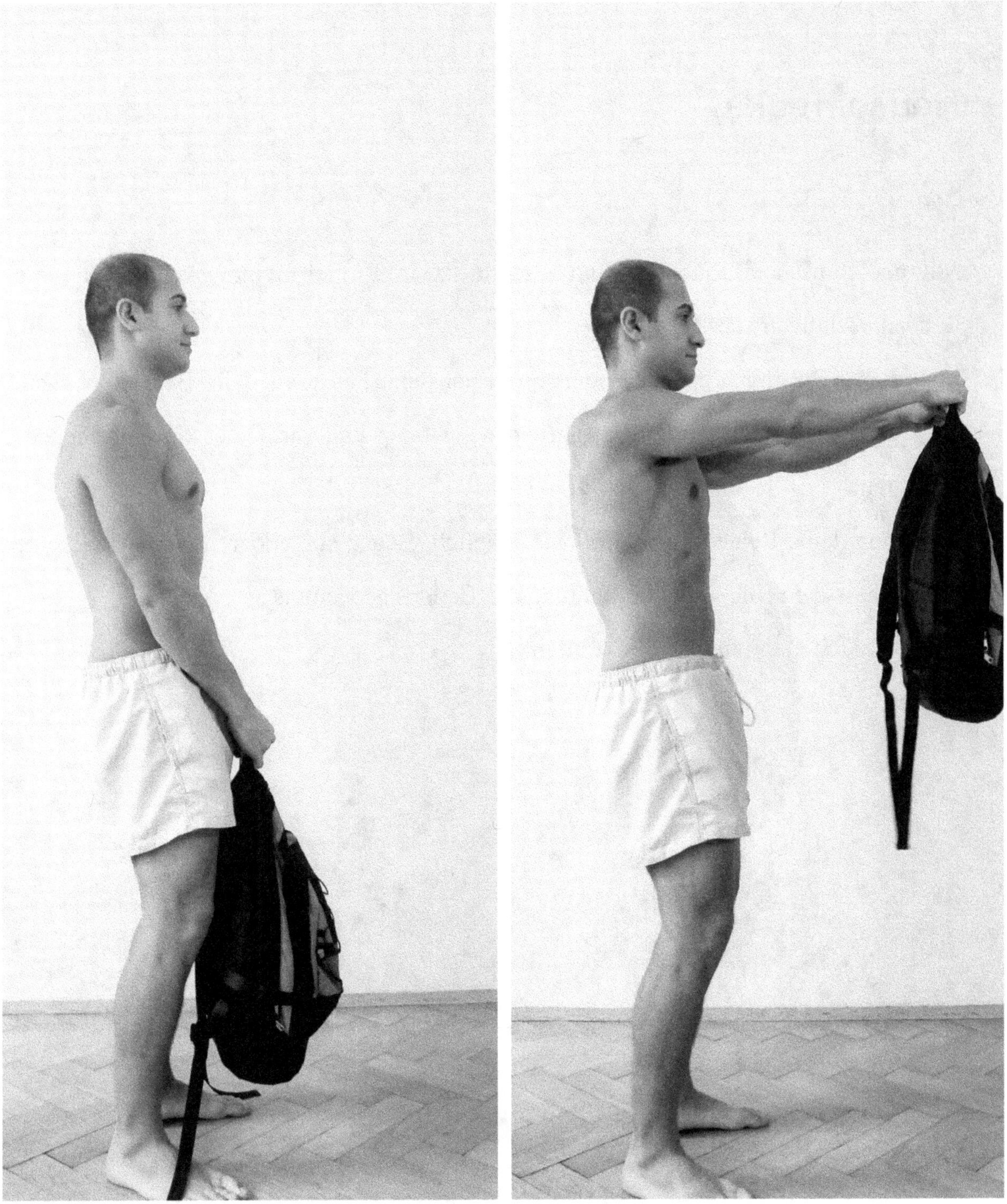

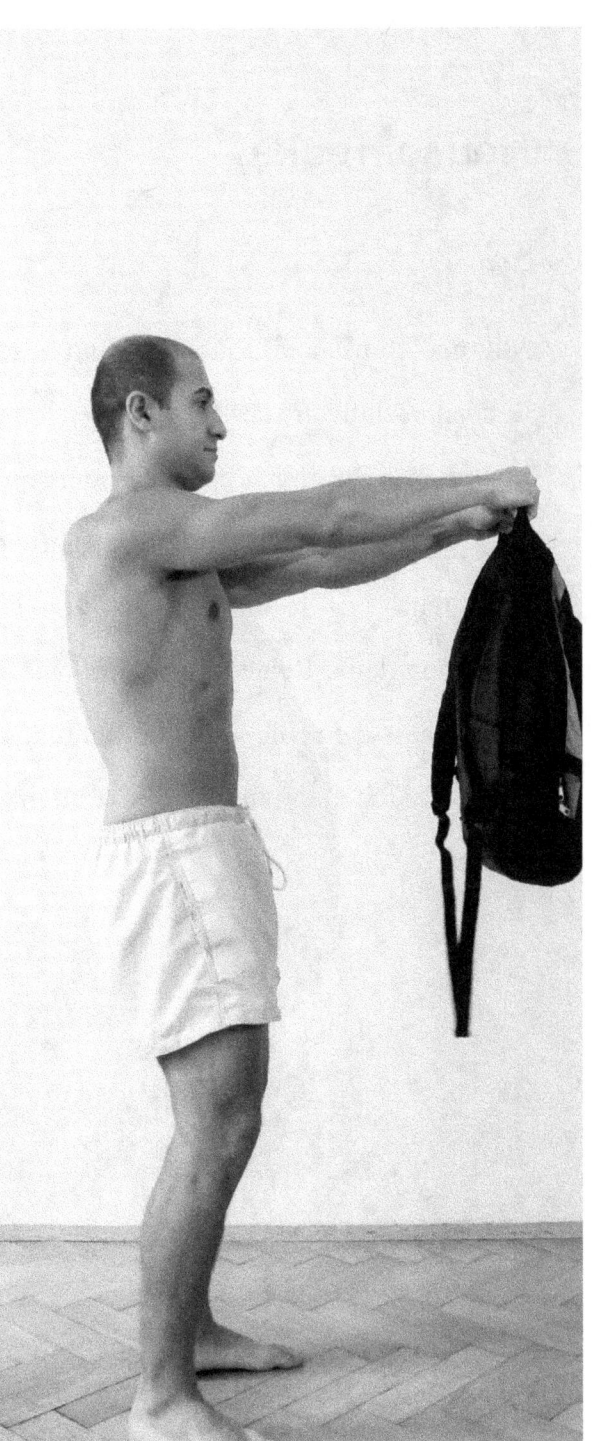

BEINE- UND GESÄßÜBUNGEN

Heuschrecke

Mit der Heuschreckenübung kann man die Gesäß- und Beinmuskulatur und die Lendenmuskulatur stärken.

Lege dich in Bauchlage auf den Boden. Führe nun deine Fäuste auf deine Beckenknochen. Dies unterstützt dich bei der Ausführung der Übung und vermeidet ein entstehendes Hohlkreuz.

Hebe nun deine Beine so hoch an, wie möglich. Beuge sie jedoch dabei nicht. Achte darauf, dass dein Blick stets in Richtung des Bodens gewandt ist.

Halte diese Stellung für **5-10 Sekunden.**

Sätze: 3

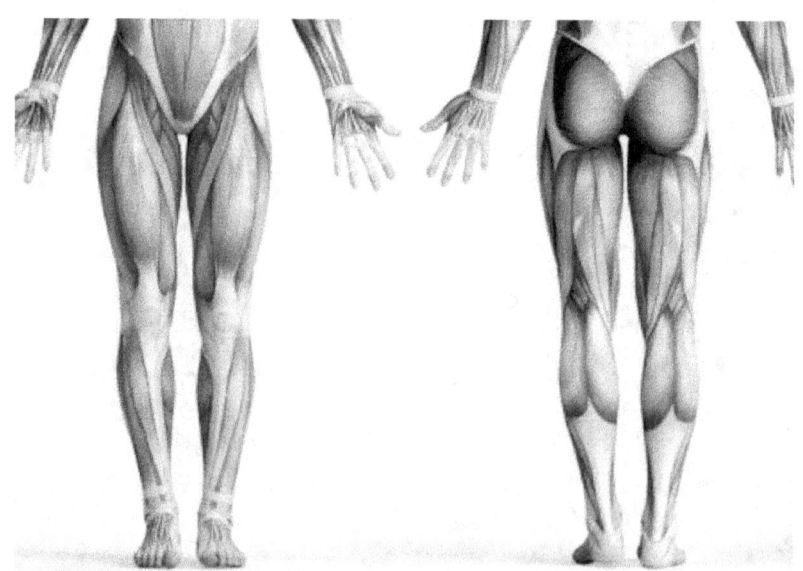

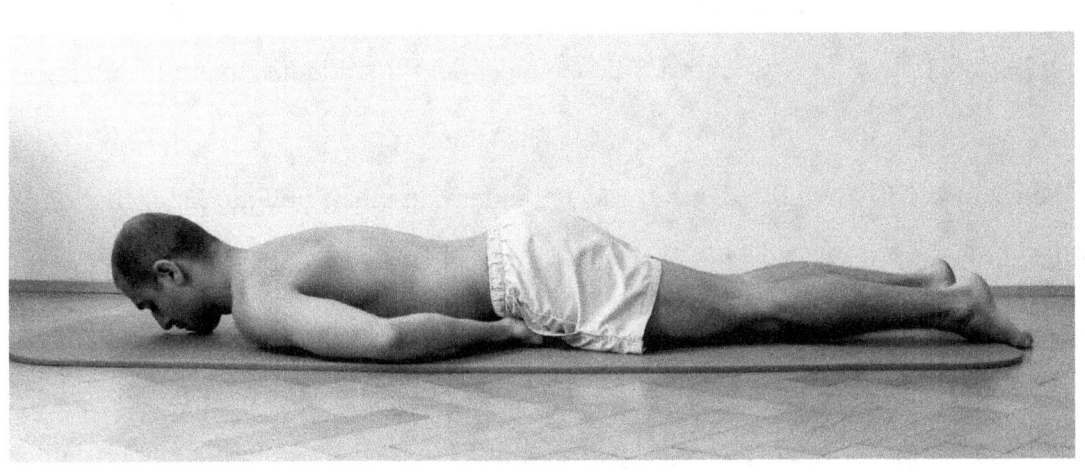

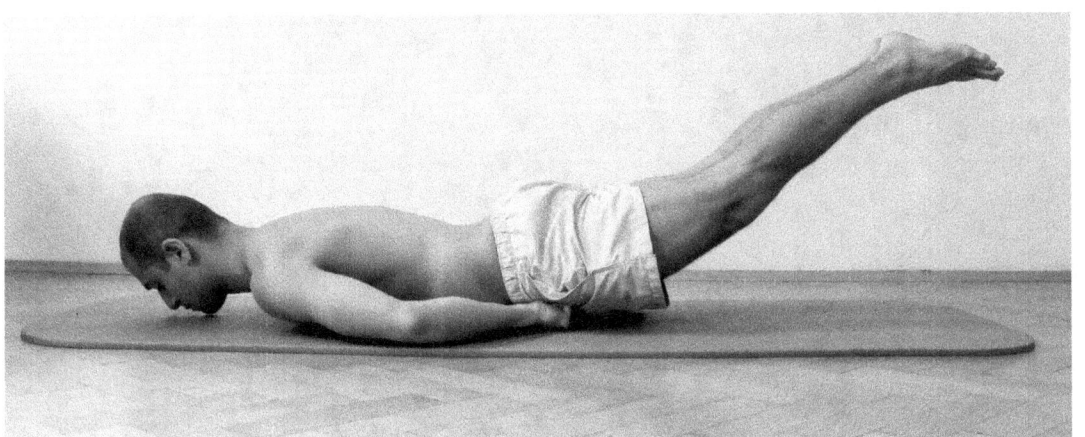

Das Treppensteigen

Diese Übung zielt auf den Beinstrecker, sowie die Gesäßmuskulatur ab. Zur Ausübung dient ein Bettrahmen, ein Wäschekorb, Bücherstapel oder irgendeine andere Erhöhung.

Stelle dich vor die Erhöhung und erklimme sie, indem du einen Fuß auf sie stellst und anschließend herauf gehst. Anschließend gehst du rückwärts herunter und wiederholst den Prozess. Achte darauf, dass du beide Beine abwechselnd verwendest und gleichmäßig trainierst. Wenn du eine robuste Erhöhung verwendest, kannst du zur Intensivierung der Übung auf sie herauf springen. Achte hier darauf, dass du mit beiden Füßen gleichzeitig abspringst.

Wiederholungen: 30-100
Sätze: 3

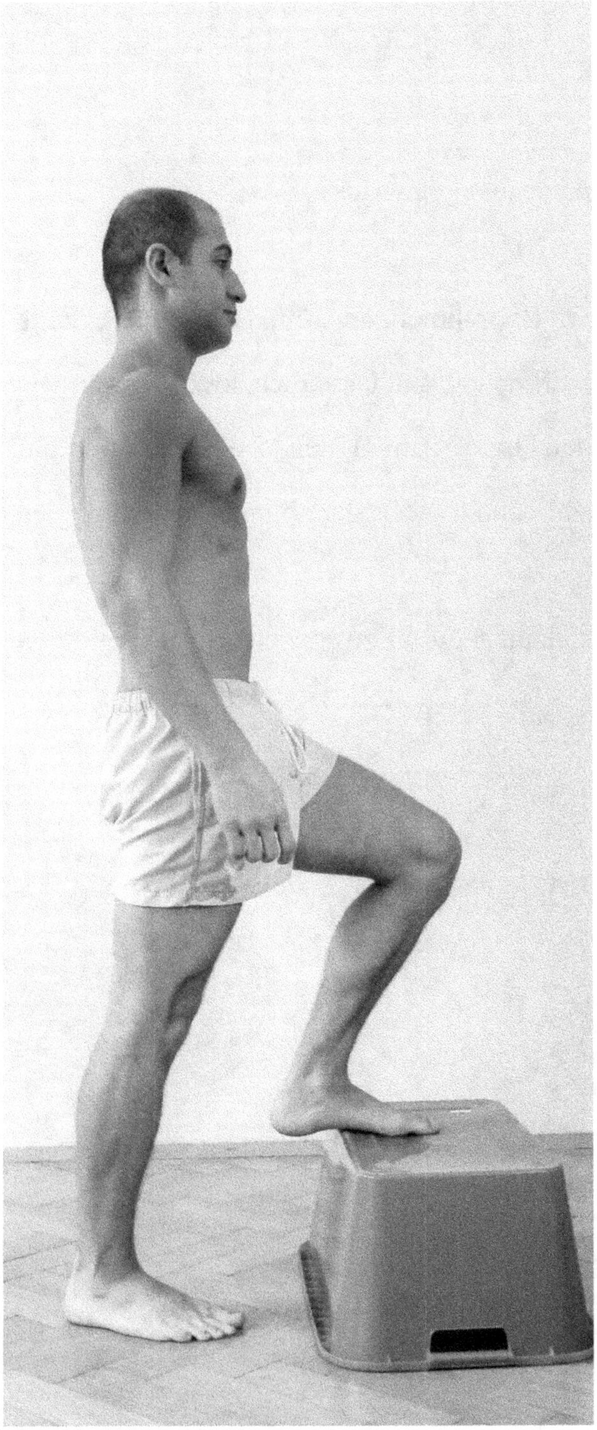

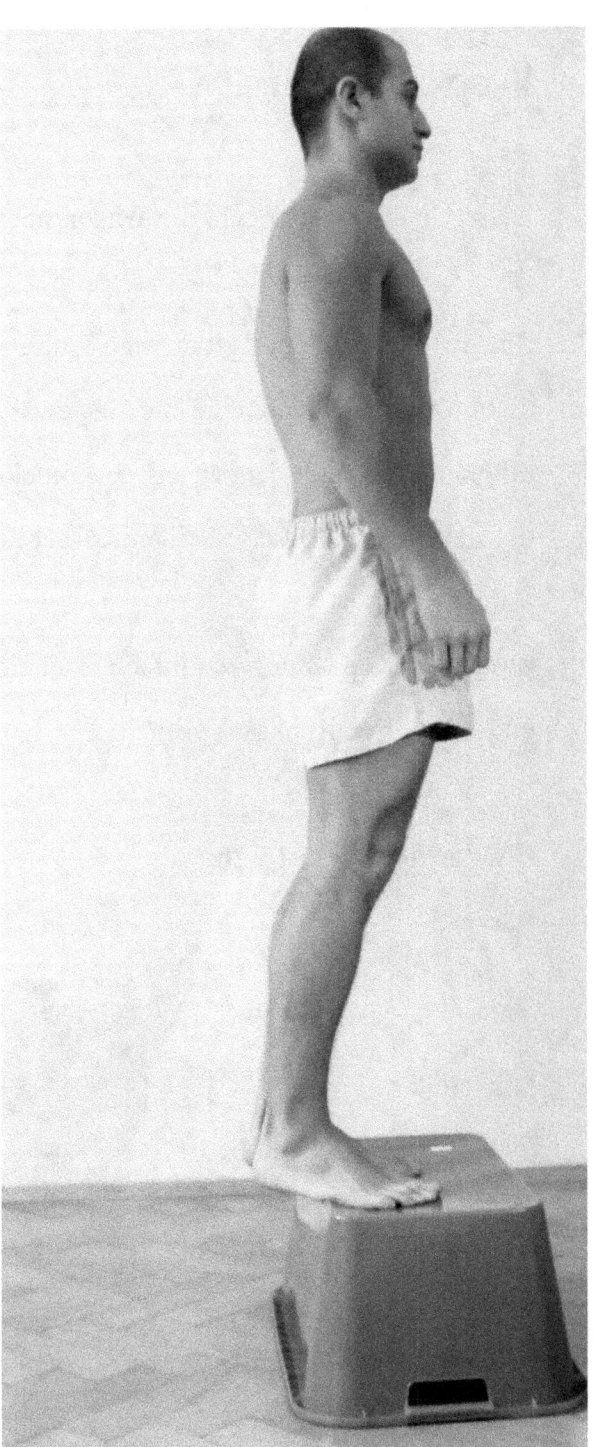

Wadenheben

Diese Übung beansprucht die Wadenmuskulatur und dehnt diese.

Zur Ausführung benötigst du eine Stufe, einen Bettrahmen, oder ein dickes Buch. Stelle dich mit den Fußballen auf die ausgewählte Erhebung und lasse dich soweit herab, wie möglich. Vermeide jedoch einen Kontakt der Fersen zum Boden. Stelle dich nun auf die Zehenspitzen. Lasse deinen Körper anschließend wieder herab und wiederhole den Vorgang.

Sollte dir diese Übung zu einfach erscheinen, kannst du für zusätzliche Belastung durch einen gefüllten Rucksack sorgen.

Wiederholungen: 15-20

Sätze: 3

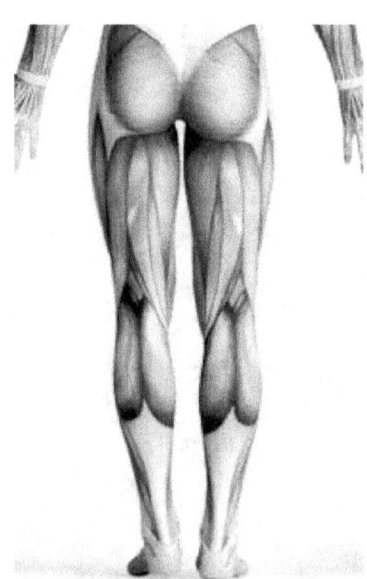

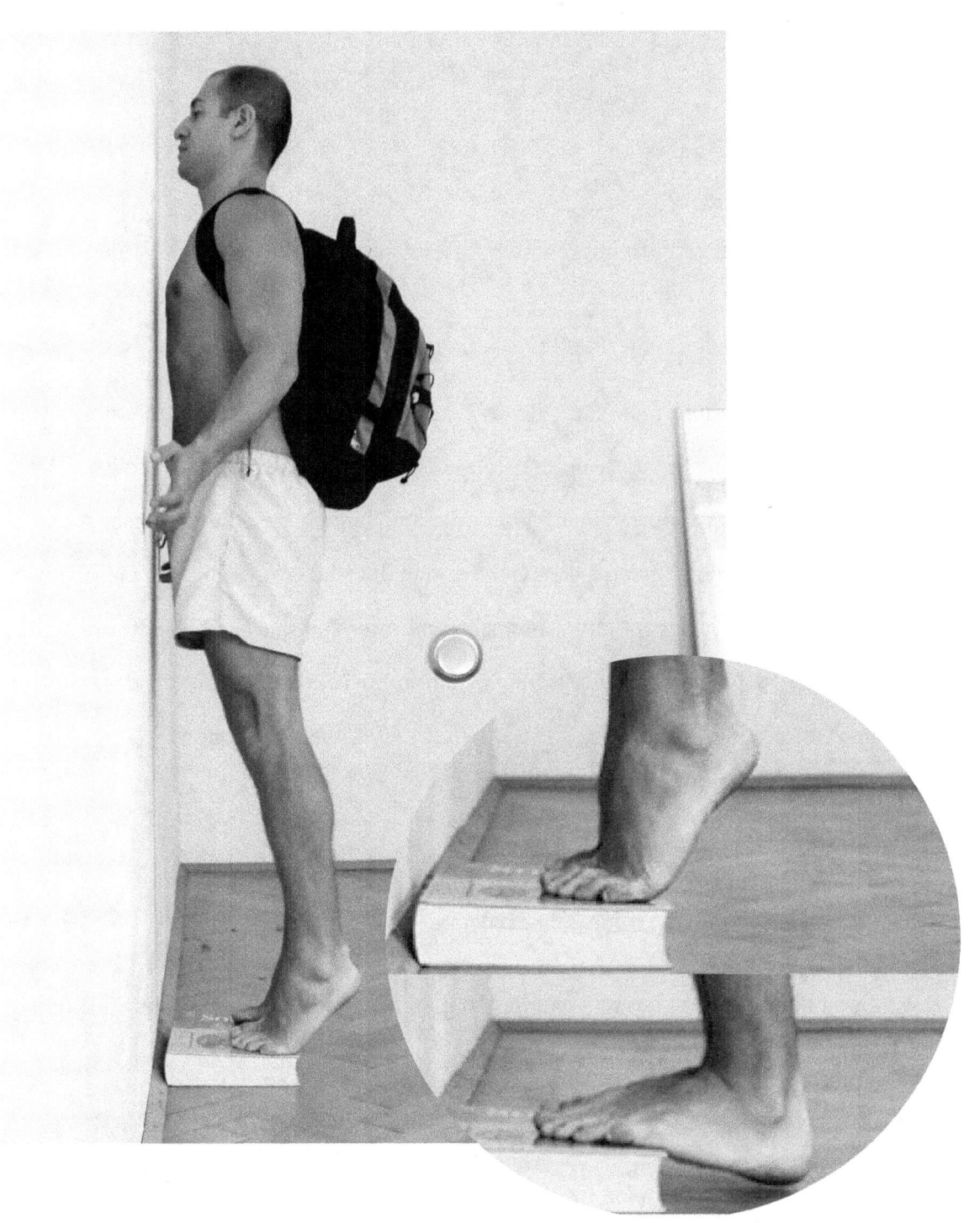

Squats

Squats oder Kniebeugen trainieren den Beinstrecker, sowie die Waden- und Gesäßmuskulatur.

Wer vollkommen untrainiert ist, kann dieses Training ohne Zusatzgewicht durchführen. Wer bereits eine entsprechende Beinmuskulatur hat, befüllt sich einen Rucksack und zieht diesen an. Stelle dich aufrecht auf den Boden und balanciere deinen Körper so, dass dein Schwerpunkt auf den Fersen lastet. Gehe nun in die Hocke und mit dem Gesäß nach hinten, sodass zwischen Ober- und Unterschenkel ein 90 Grad Winkel geformt wird. Gehe anschließend wieder in die Ausgangsposition zurück. Achte darauf, dass du die Knie beim Aufstehen nicht durchstreckst um, deine Gelenke zu schonen.

Wiederholungen: 12-15
Sätze: 3

Diese Übung kann ausgeweitet werden, indem man zur vollbepackten Tasche zusätzlich mehr Gewicht (z.B. Sixpack Wasser) aufnimmt.

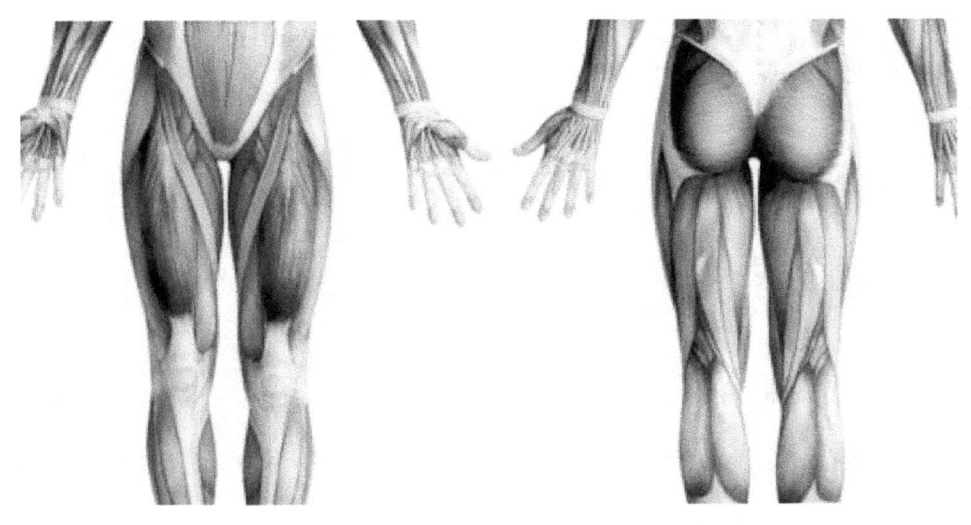

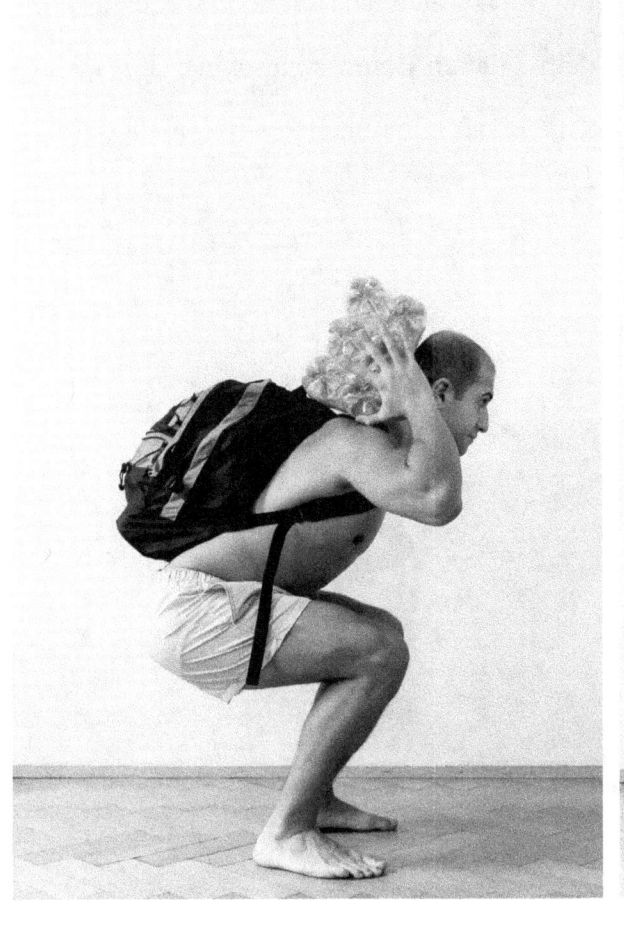 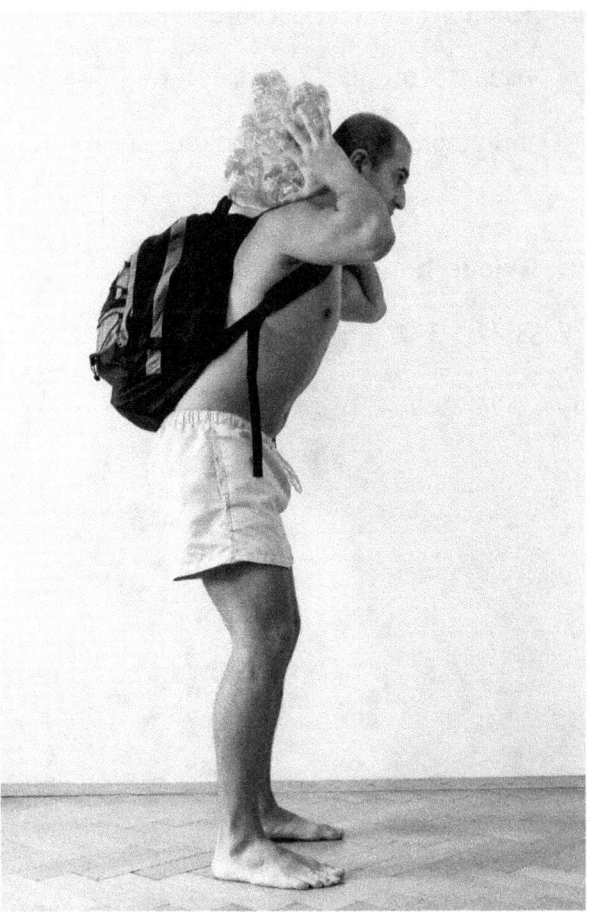

Ausfallschritt

Bei dieser Übung wird der Gesäßmuskel, Beinstrecker und Wadenmuskulatur belastet.

Nehme dir in jede Hand ein Gewicht. Hierzu eignen sich besonders gut Wasserflaschenpakete. Nehme eine aufrechte stehende Position ein und gehe einen kleinen Schritt von einem knappen Meter vorwärts. Bringe nun das hintere Knie in Richtung Boden, berühre diesen jedoch nicht. Drücke dich nun mit dem vorderen Bein nach oben und führe die Bewegungen mit dem anderen Bein im Anschluss aus. Achte auf einen gerade Rücken und drücke deine Knie in der aufrechten Position nicht durch.

Wiederholungen: 12-15

Sätze: 3

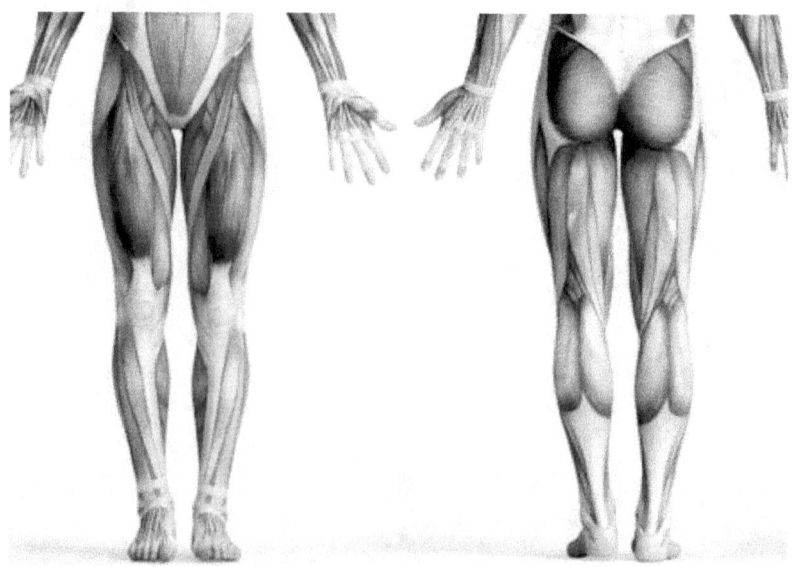

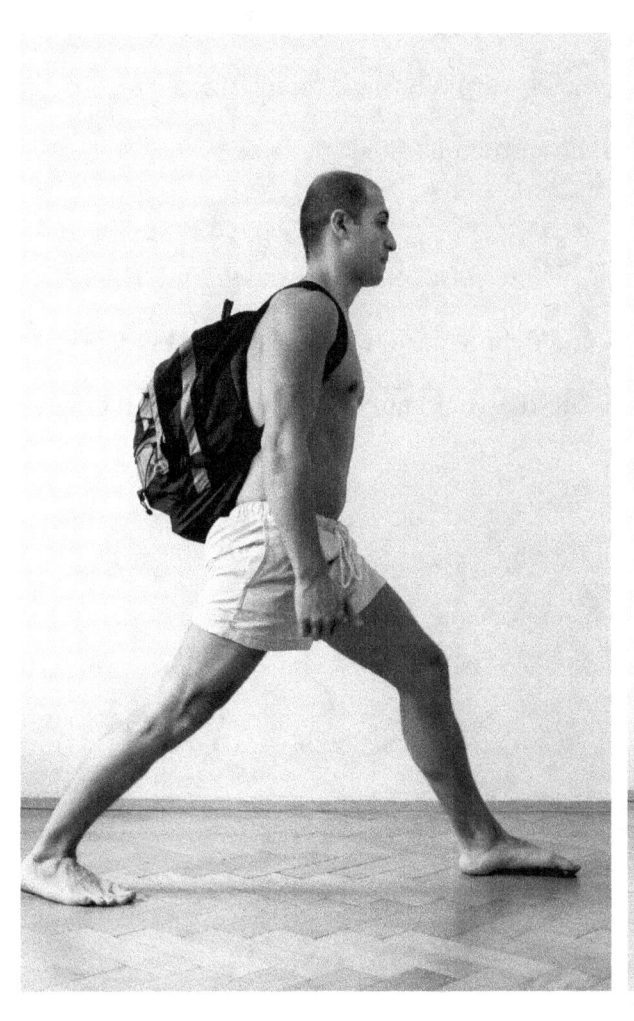 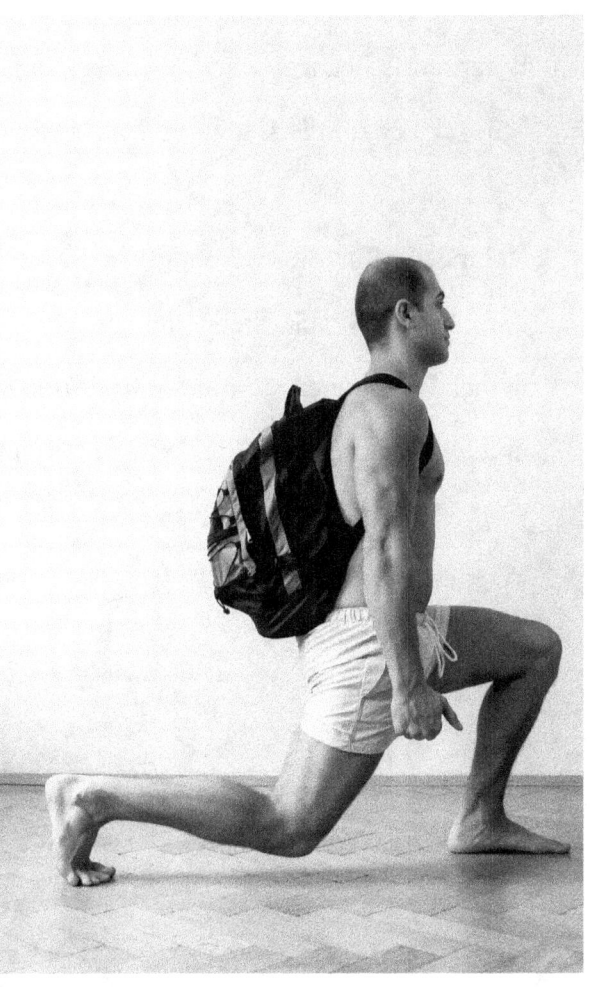

ARME

Bizepscurls

Biezpscurls beanspruchen, wie der Name bereits vermuten lässt, den Bizeps, also den Muskel, der für die Beugung des Armes verantwortlich ist.

Nehme dir für diese Übung ein Paket mit Wasserflaschen, oder einen mit Büchern gefüllten Rucksack. Stelle dich aufrecht hin und nehme das Gewicht in eine Hand. Halte deinen Ellenbogen starr am Körper und bewege die Hand aufwärts, bis zwischen Ober- und Unterarm ein 90 Grad Winkel herrscht.

Wiederholungen: 10

Sätze: 3

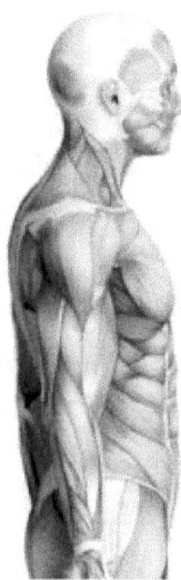

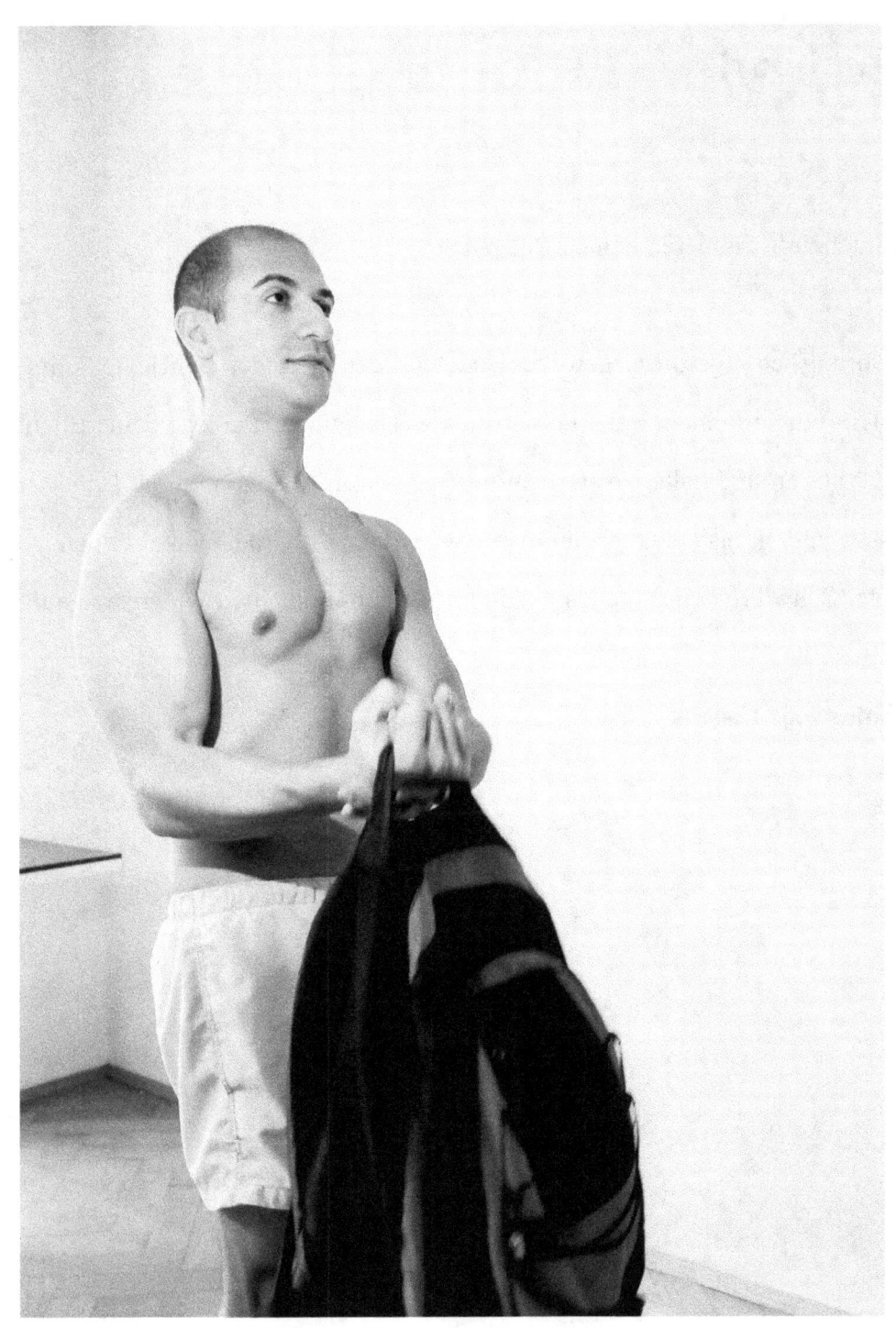

Handtuchcurls

Die Handtuchcurls trainieren deinen Bizeps.

Zur Ausführung benötigst du ein gerolltes Badetuch, dessen Enden du in jeweils eine Hand nimmst. Tritt nun mit einem Fuß in die Mitte des Badetuchs und lege deine Ellenbogen nah am Körper an und halte sie starr in dieser Position. Bringe nun die Hände in eine Aufwärtsbewegung, bis sie Ober- und Unterarm einen 90 Grad Winkel bilden. Je nach angestrebter Schwierigkeitsstufe kannst du mit deinem Fuß einen Widerstand aufbauen.

Wiederholungen: 12-15

Sätze: 3

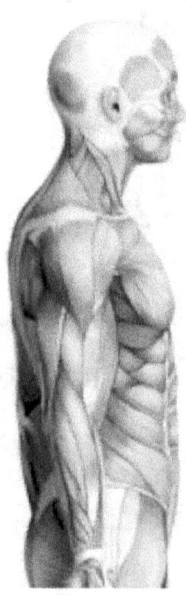

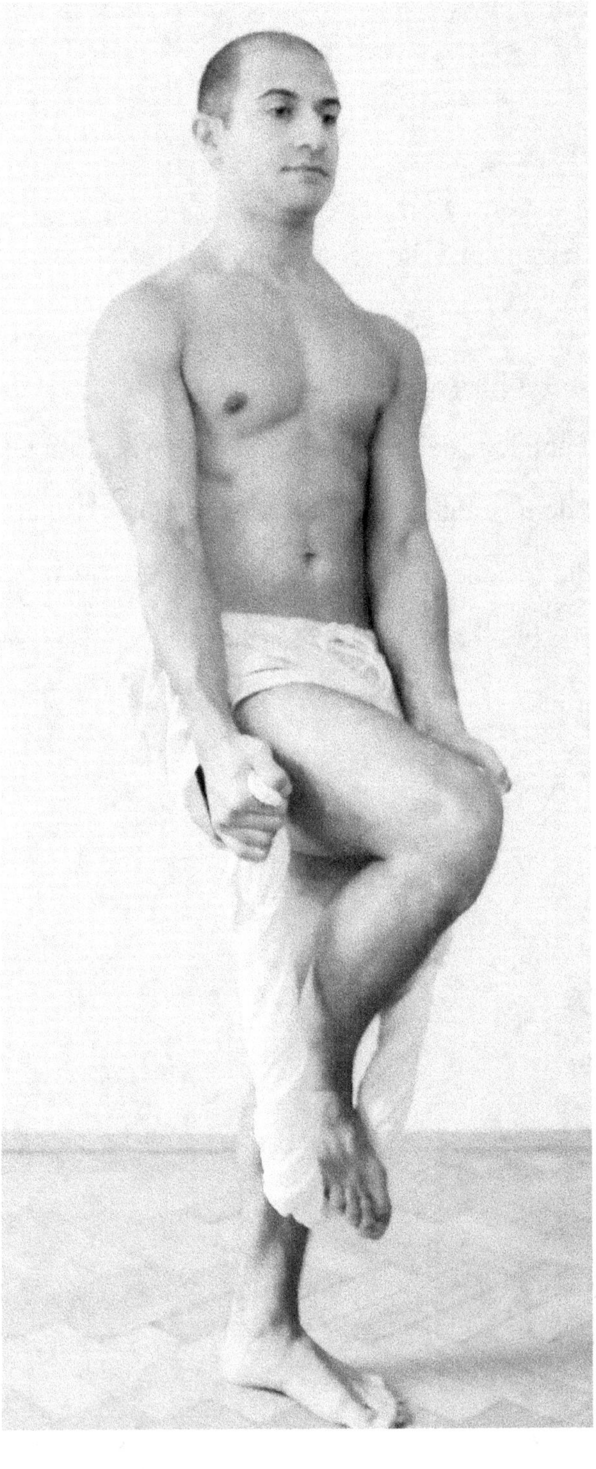

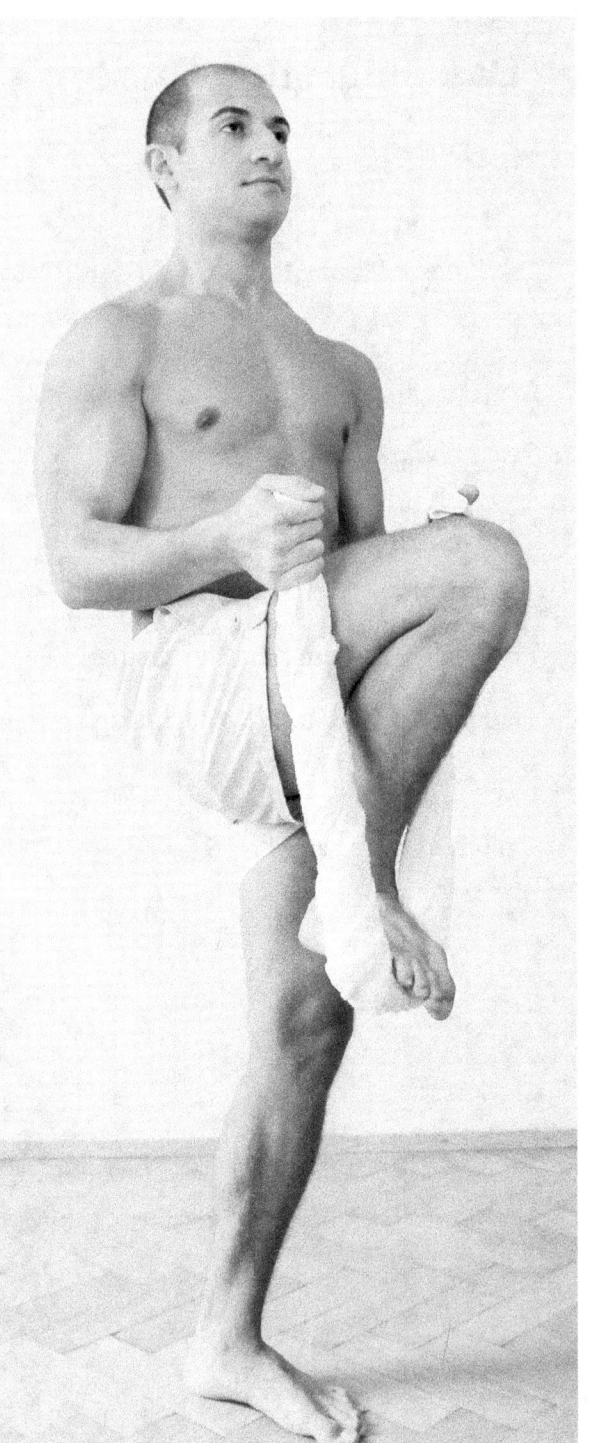

Das einarmige Rudern

Bei dieser Übung trainierst du den Bizeps, Trizeps und die Schultermuskulatur.

Du benötigst einen Stuhl sowie Gewicht (vollbepackte Tasche oder die Sixpack Wasserflaschen). Stelle den Stuhl vor dir auf und lege dein linkes Knie auf ihm ab. Stütze dich nun mit dem linken Arm ebenfalls auf dem Stuhl an und neige deinen Oberkörper nach vorne. Greife mit der rechten Hand die Tasche. Lass das Gewicht nicht auf den Boden wenn dein Arm ausgestreckt ist. Ziehe in einem Zug die Tasche an und lasse es langsam wieder in die Ausgangsposition zurück.

Wiederholungen: 12-15

Sätze: 3

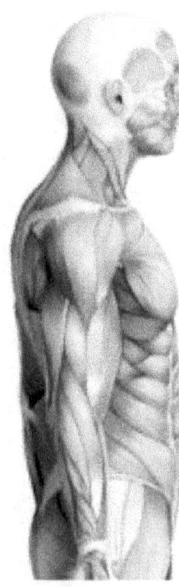

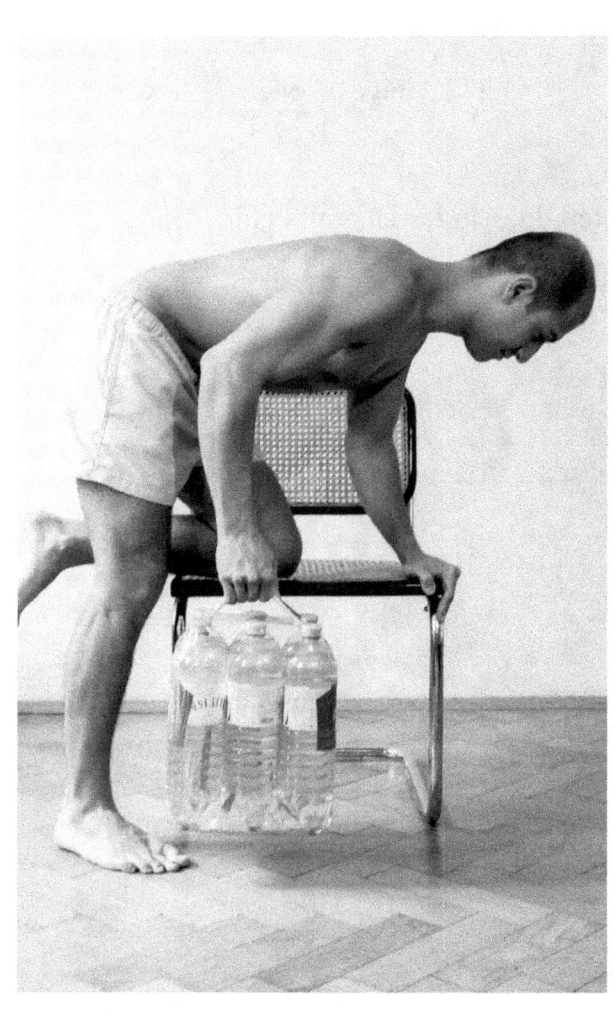 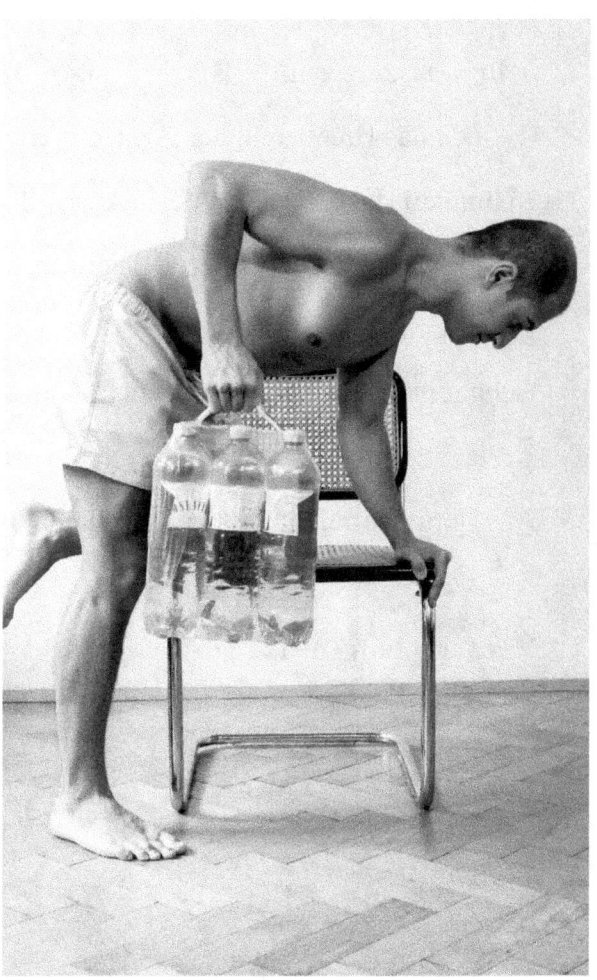

Sitzende Dips

Hierbei handelt es sich um eine der besten Übungen um den Trizeps voll auszureizen. Wenn du die Übung einige Male wiederholst wirst du das Brennen in den Armen merken.

Nehme dir dazu zwei Stühle, an deren Kanten du dich jeweils mit beiden Händen und beiden Füßen abstützt. Die Zehspitzen sollten nach vorne zeigen und der Kopf sollte gerade gehalten werden.

Gehe mit dem Körper nach unten und nach oben, indem du beide Arme beugst und wieder streckst. Auch hier gilt: Langsame Ausführung erreicht bessere Resultate.

Wiederholungen: 12

Sätze: 3

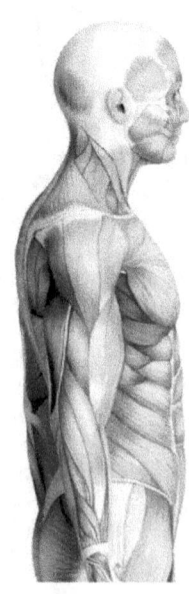

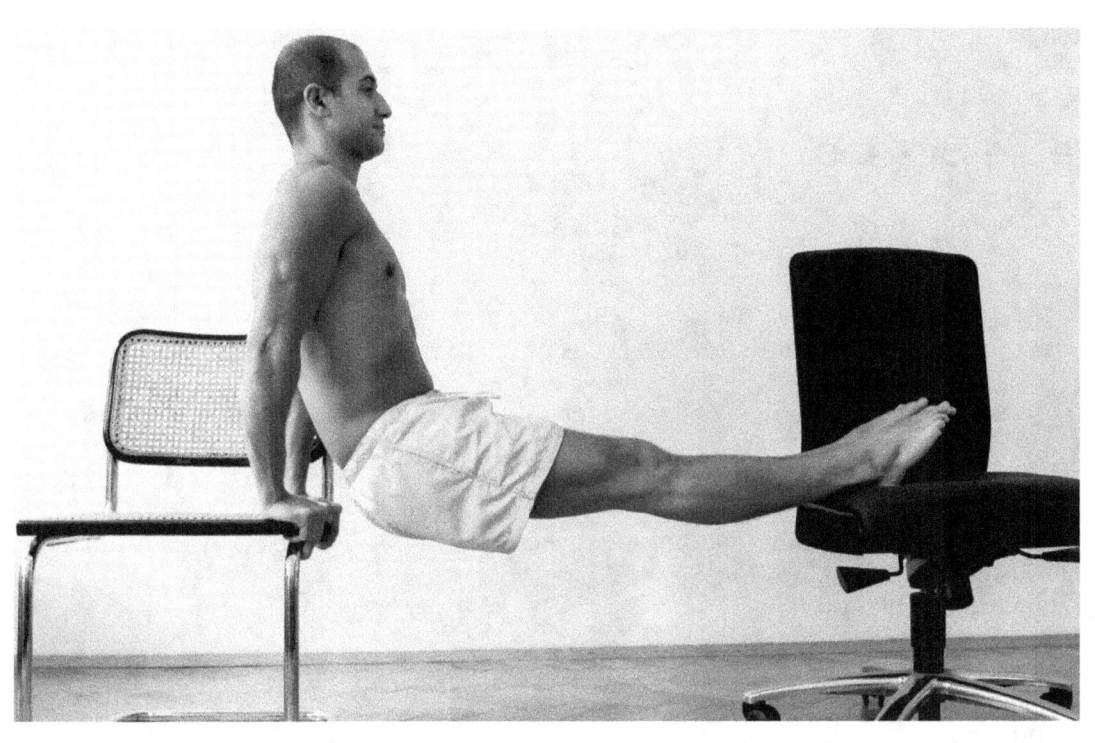

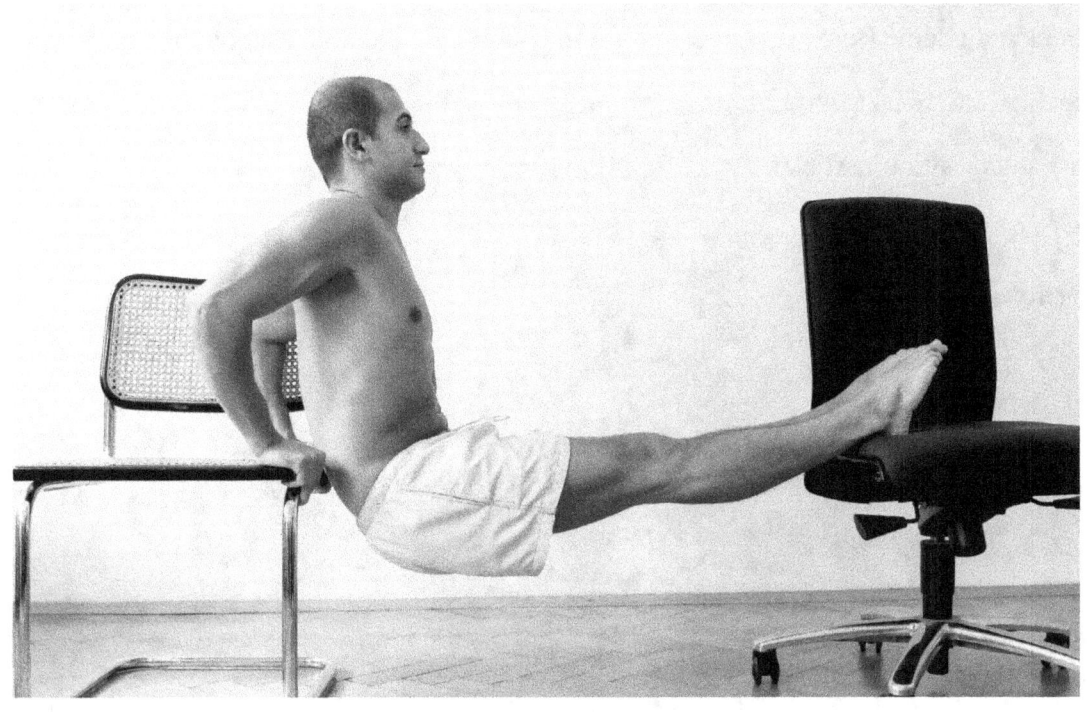

71

BAUCHÜBUNGEN

Reverse Sit-Ups

Die Bauchmuskulatur unterscheidet sich mit anderen Muskeln des Körpers insofern, dass sie weniger mit Gewicht aber umsomehr durch Wiederholungen beansprucht werden. Versuche bei den Push-Ups ein Level von 30 Wiederholungen zu erreichen. Diese Übung zielt auf die untere Bauchmuskulatur ab

Lege dich mit dem Rücken auf den Boden und ziehe deine Knie auf die Brust. Führe deine Hände zusammen und lege diese unter dein Becken. Von dieser Ausgangssituation aus, streckst du deine Beine und bewegst sie in Richtung Boden, bis sie parallel über ihn schweben. Halte diese Stellung einen Moment und kehre dann wieder im Schwung in die Ausgangsposition zurück.

Wiederholungen: 15-30

Sätze: 3

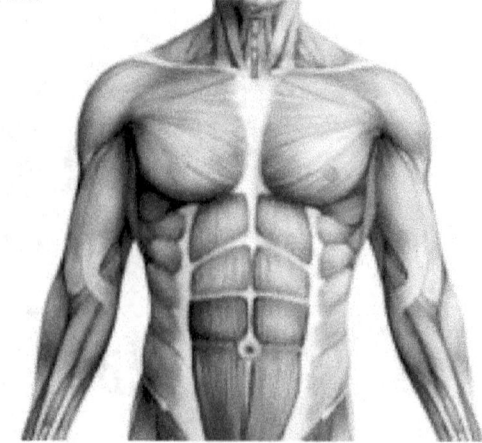

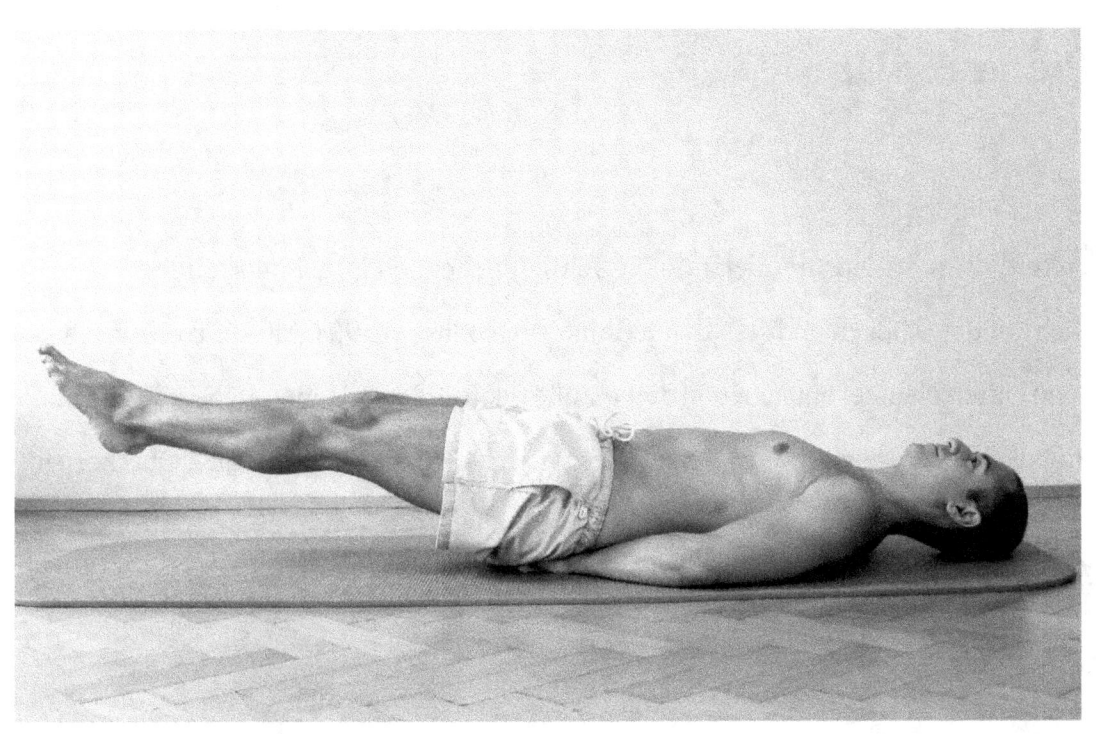

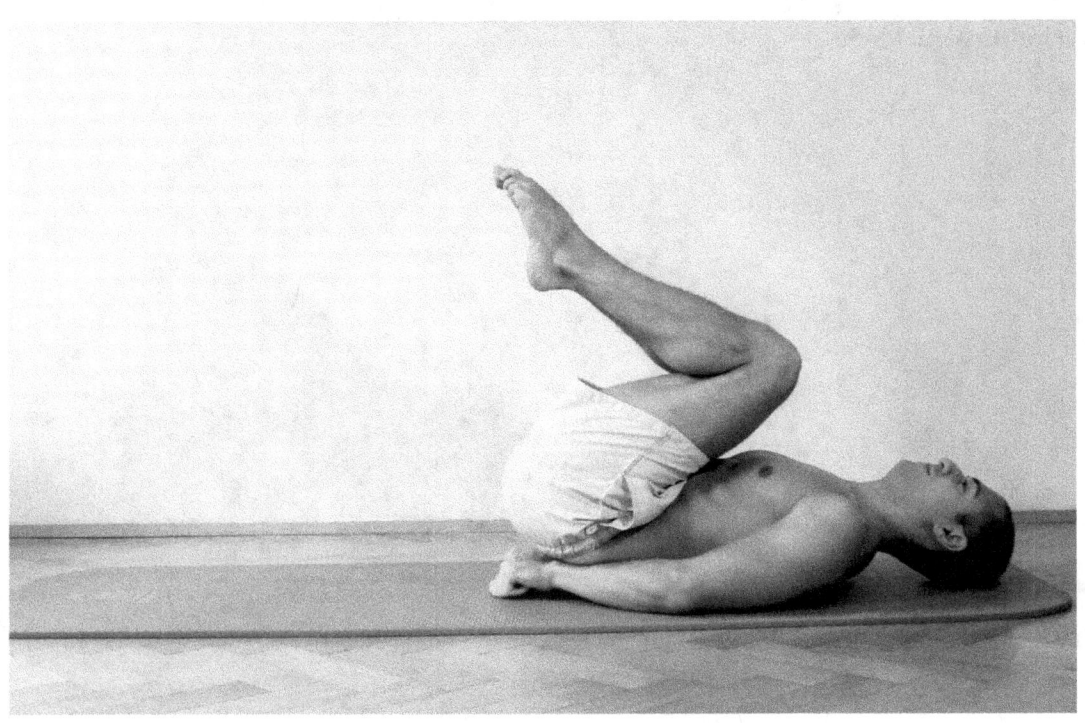

Seitliche Sit-Ups

Mit den seitlichen Sit-Ups trainierst du die seitlich liegenden Bauchmuskeln.

Lege dich auf den Rücken und stell deine Beine auf, sodass ein 90 Grad Winkel zwischen Ober- und Unterschenkel entsteht und deine Füße flach auf dem Boden stehen. Führe nun deine Linke Hand zu deiner linken Ferse. Dies wird erfordern, dass du deinen Oberkörper etwas aufrichten musst. Mache dies nicht mit Schwung, sondern in einer kontrollierten Bewegung. Gehe anschließend in die Ausgangslage zurück. Greife nun mit der rechten Hand zur rechten Ferse.

Wiederholungen: 15-30

Sätze: 3

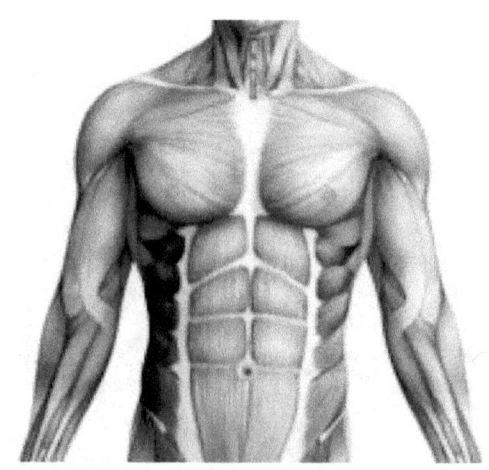

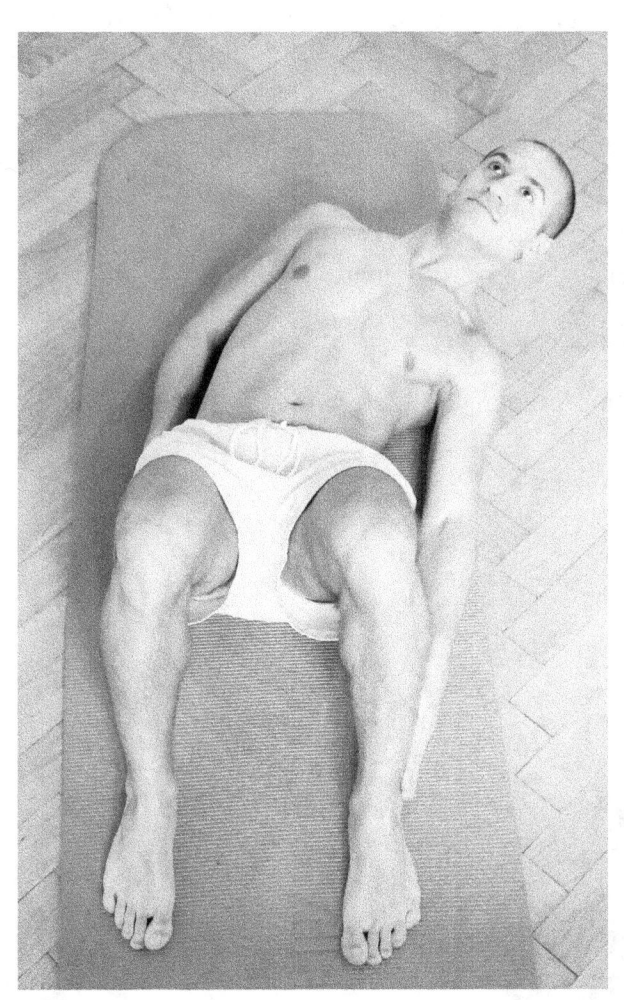
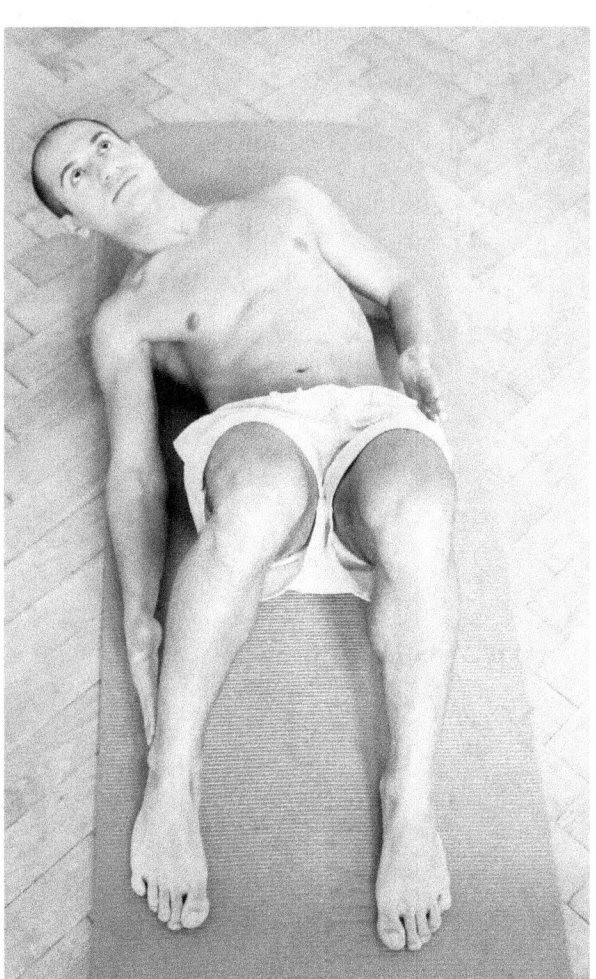

Flying Sit-Ups

Diese Übung ist für Fortgeschrittene gedacht und beansprucht die oberen und seitlichen Bauchmuskeln.

Lege dich zur Ausführung mit dem Rücken auf den Boden und hebe deine Beine an, sodass zwischen Oberschenkel und Oberkörper etwa ein rechter Winkel liegt. Strecke deine Arme auf Schulterhöhe vom Körper ab. Führe die Handflächen nun zu deinem Unterschenkel. Im Zuge dessen wirst du deinen Oberkörper aufrichten müssen. Tue dies unter Einsatz der Bauchmuskeln und nimm nicht mit den Armen Schwung. Kehre anschließend in die Ausgangslage zurück.

Wiederholungen: 15-30

Sätze: 3

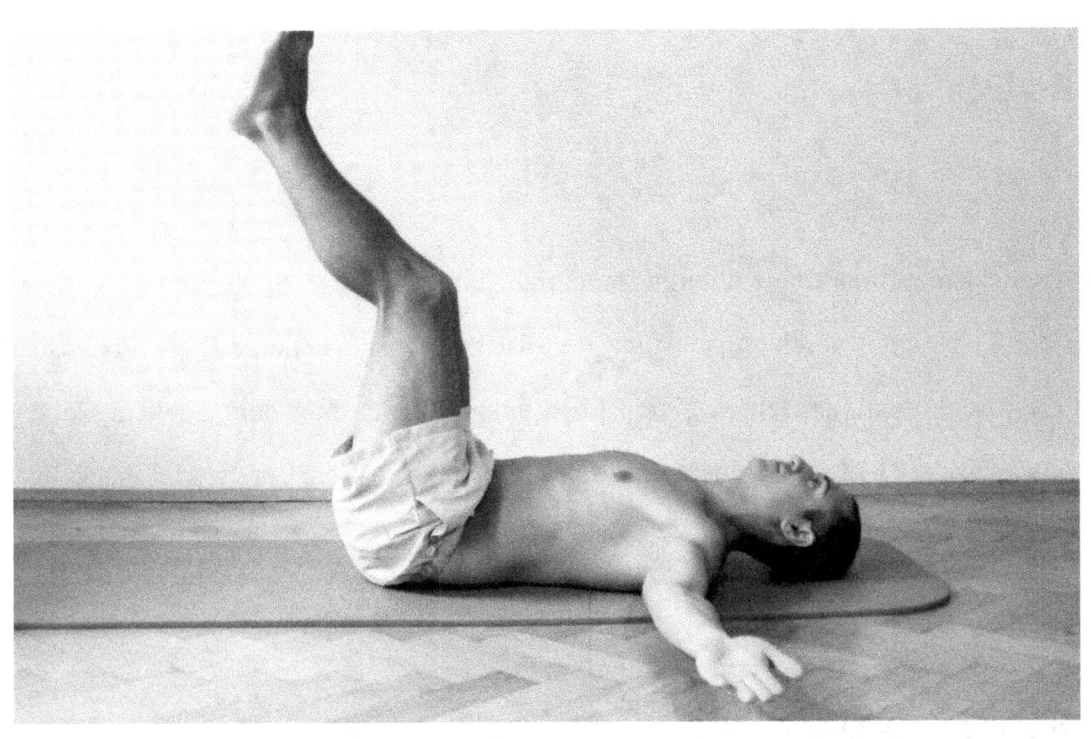

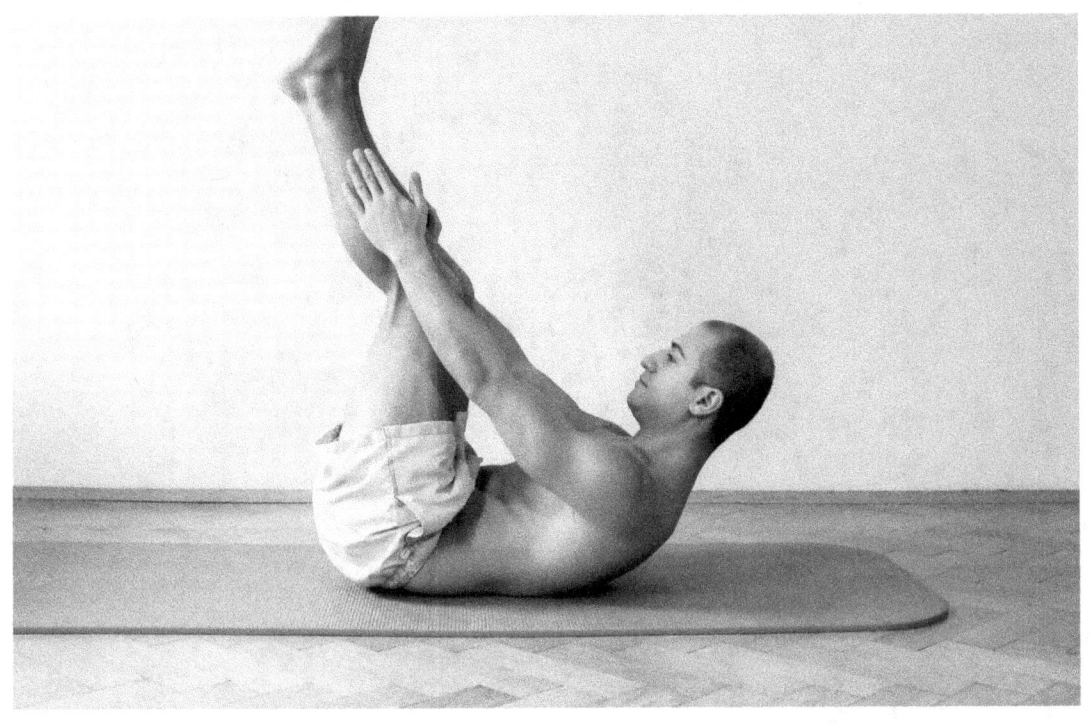

Die Kerze

Die Kerze belastet primär deine unteren Bauchmuskeln.

Führe sie aus, in dem du dich zunächst auf den Rücken legst und deine Beine anhebst, sodass diese senkrecht zur Decke zeigen. Lege deine Hände unter dein Becken. Hebe dieses nun an, sodass lediglich deine Arme, Schultern und der obere Bereich des Rückens Kontakt zum Boden haben. Bringe das Becken anschließend in die Startposition zurück.

Wiederholungen: 15-30

Sätze: 3

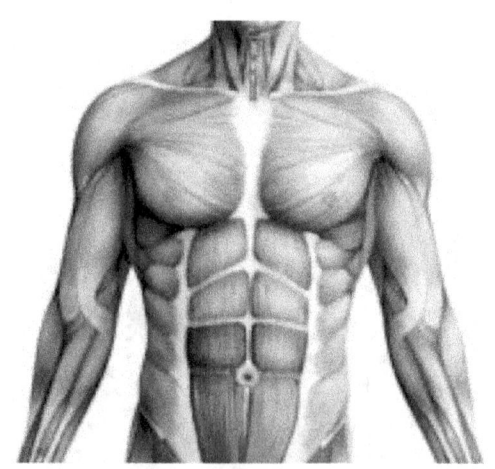

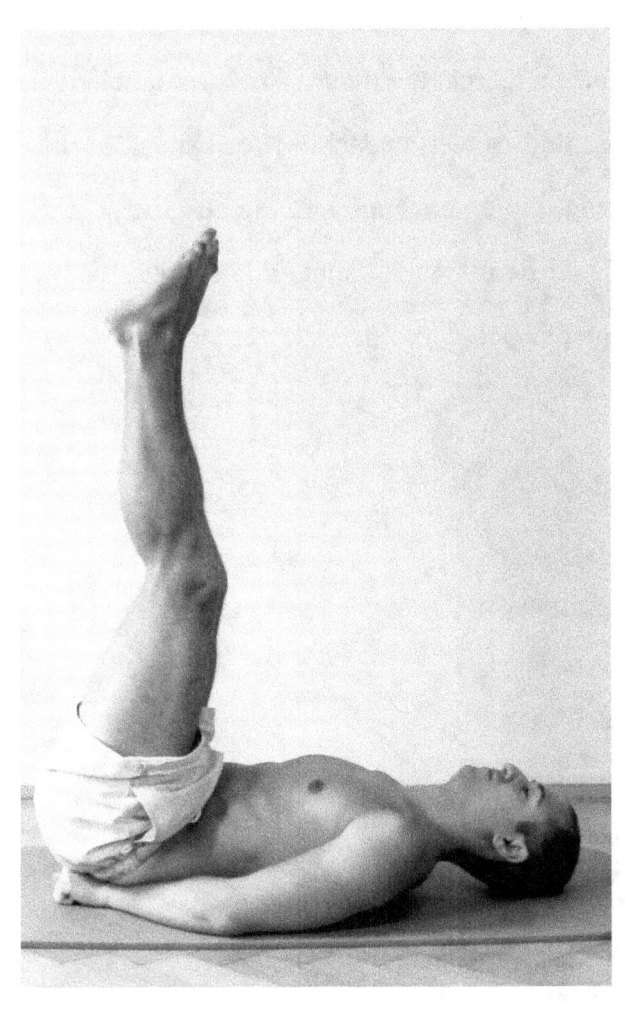 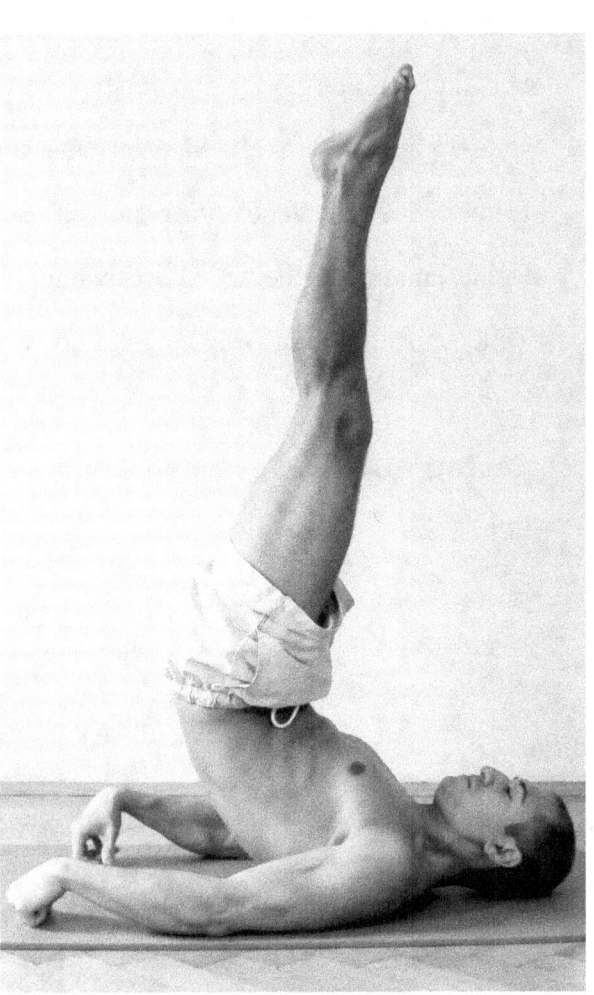

Die Schere

Diese Übung beansprucht die gerade Bauchmuskulatur, als auch deine Beine.

Setz dich auf den Boden und versuche den ganzen Körper auf dem Gesäß zu balancieren, sodass ein 90° Winkel zwischen Oberkörper und Beinen entsteht.. Hier kannst du die Hände zum ausbalancieren benutzen. Bewege nun entgegengesetzt die ausgestreckten Beine hinauf und herab. Die Bewegung ähnelt dem Gehen. Achte darauf, dass deine Zehenspitzen von dir weg zeigen und bewege die Beine minimalistisch.

Führe die Bewegung für 10-20 Sekunden aus.

Sätze: 3

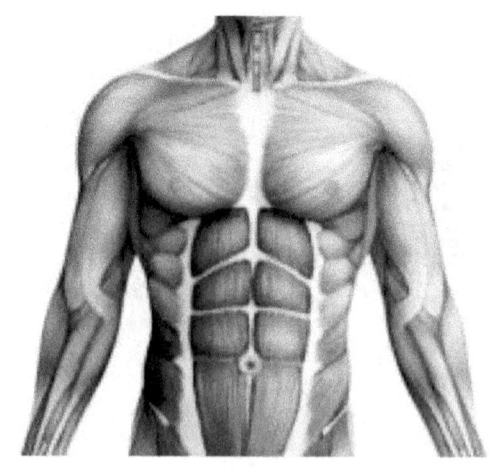

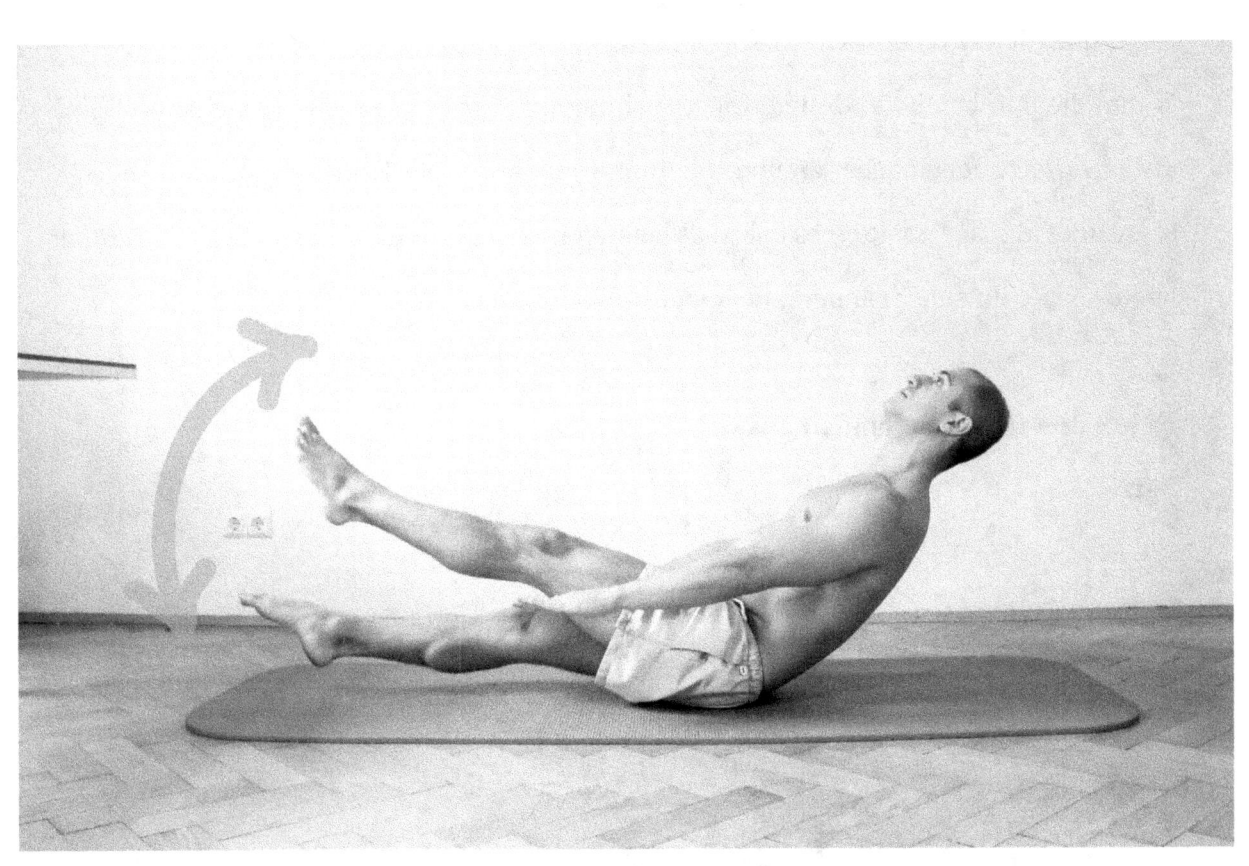

Das Fahrrad

Das Fahrrad setzt seinen Fokus auf das Training der unteren Bauchmuskulatur, belastet aber zusätzlich noch die Beine.

Nimm die nun bereits gewohnte Liegeposition auf dem Rücken ein. Hebe deine Beine etwas versetzt voneinander an und rotiere mit ihnen in einer Kreisförmigen Bewegung, als würdest du die Pedale eines Fahrrads betätigen. Bringe gleichzeitig deinen Oberkörper hoch, sodass du eine Spannung in deinem Bauch spürst.

Führe dies für 20 Sekunden aus.

Sätze: 3

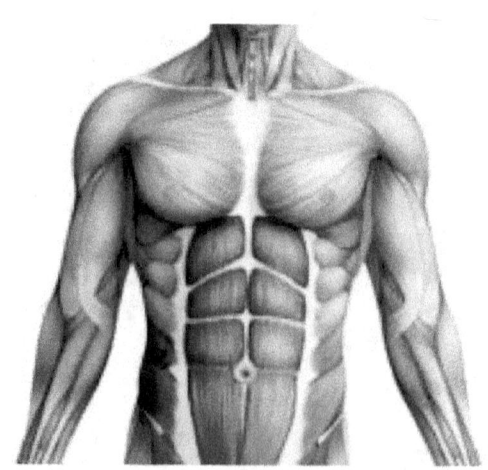

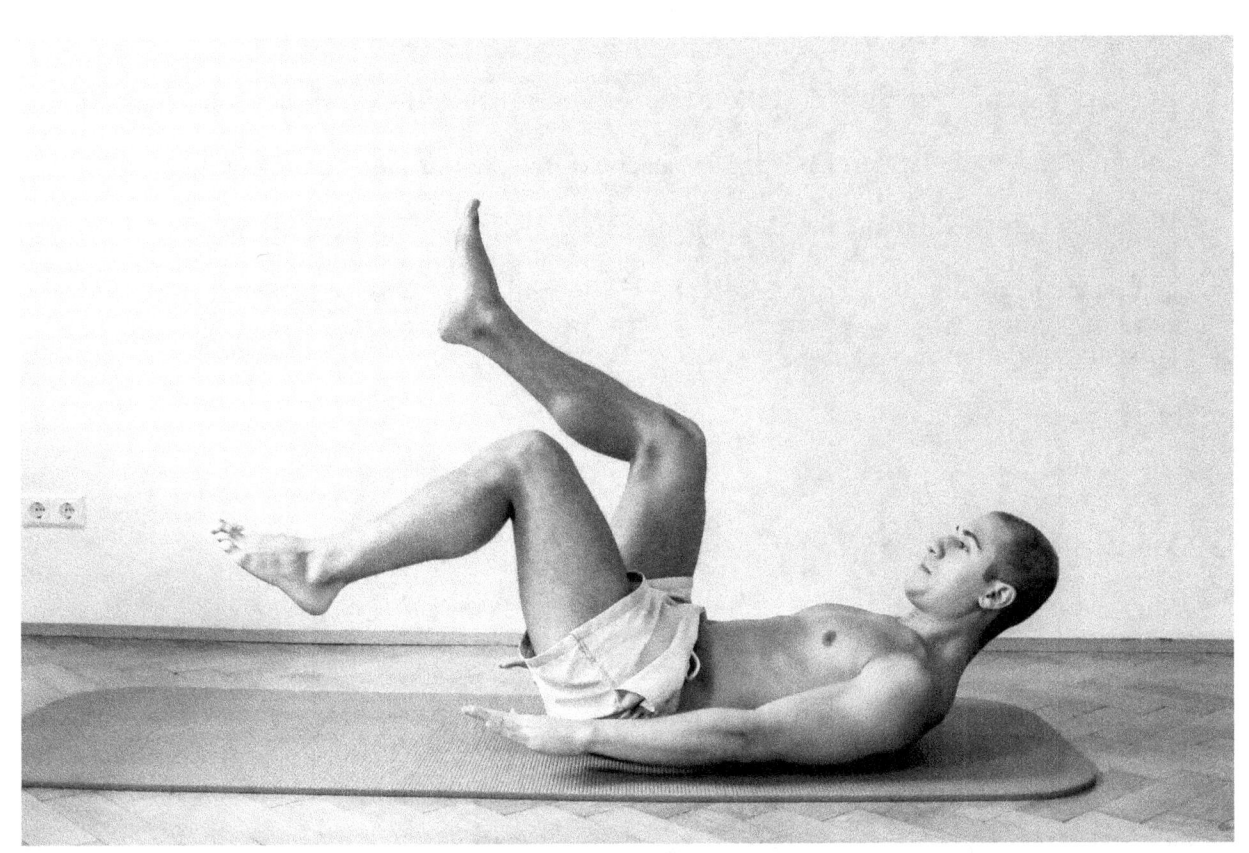

Der Roll-Up

Der Roll-Up ist eine schöne Übung, die primär auf die geraden und seitlichen Bauchmuskeln abzielt, nebenbei jedoch auch Arme und Beine strapaziert.

Zur Ausführung benötigst du eine Flasche. Knie dich auf den Boden und fasse mit deinen Händen die beiden Enden der Flasche. Lege sie auf Höhe der Schultern auf den Boden und stütze dich auf sie. Beginne nun sie von dir wegzurollen, bis du dich in einer gestreckten Position wiederfindest. Rolle sie anschließend wieder zurück, bis du in der Ausgangssituation bist.

Wiederholungen: 12-15

Sätze: 3

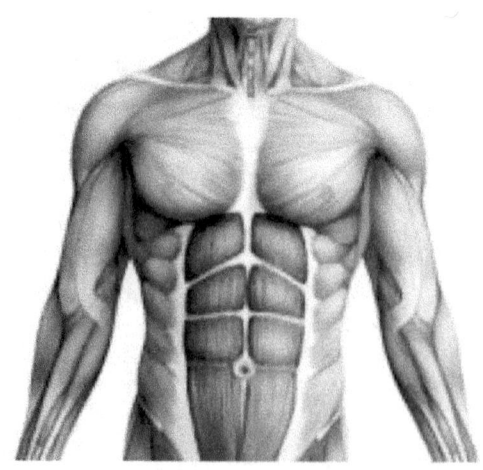

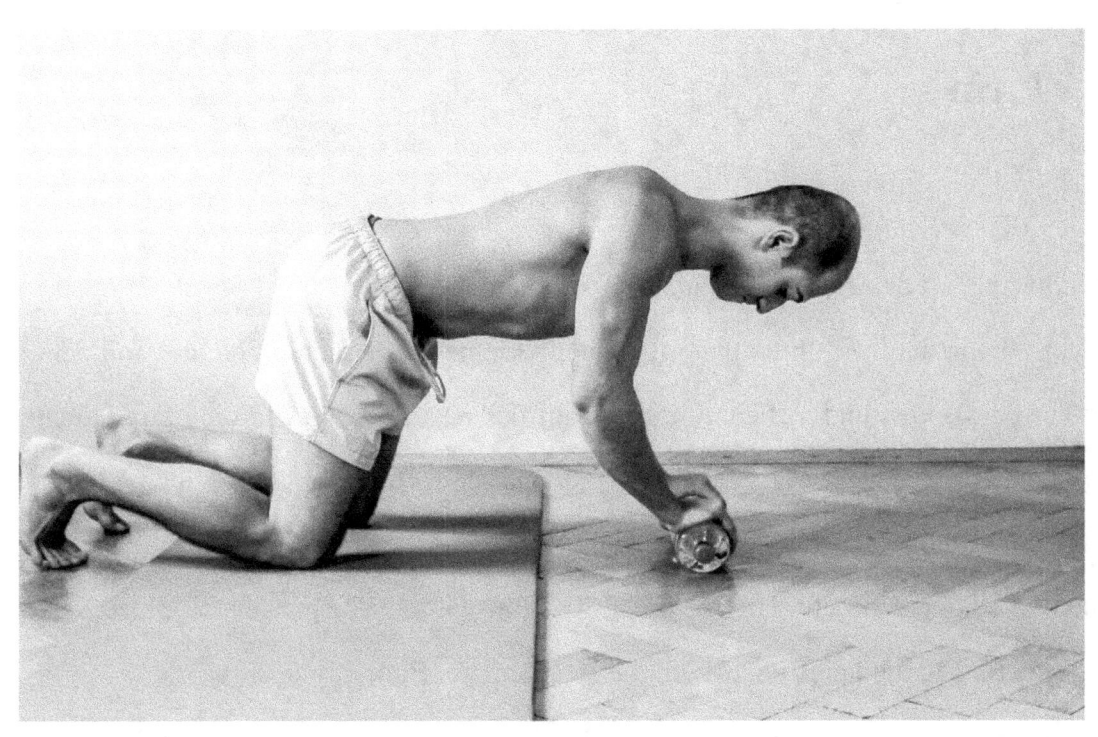

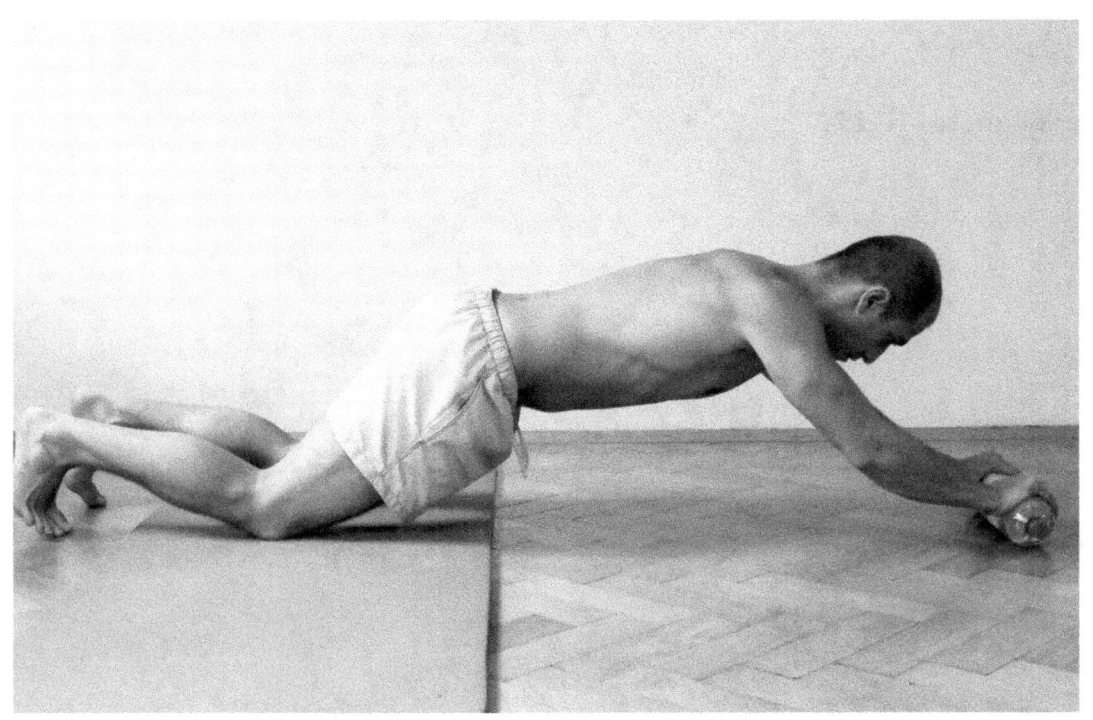

Der Wurm

Der Wurm trainiert deine unteren Bauchmuskeln und Beine.

Um diese Übung durchzuführen benötigst du ein kleines Handtuch. Lege dich mit dem Bauch auf den Boden und stelle deine Füße auf das Handtuch. Stütze dich auf deinen Unterarmen. Ziehe nun das Handtuch in einer flüssigen Bewegung an deinen Körper heran und ziehe die Hüfte gerade nach oben bis zwischen Oberschenkeln und Oberkörper ein 90 Grad Winkel herrscht. Drücke es im Anschluss in die Ausgangsposition zurück. Führe diese Bewegung langsam aus um die Intensität im Bauch zu spüren.

Wiederholungen: 10-15

Sätze: 3

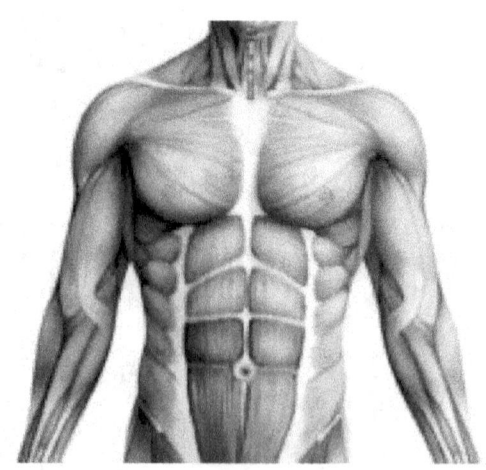

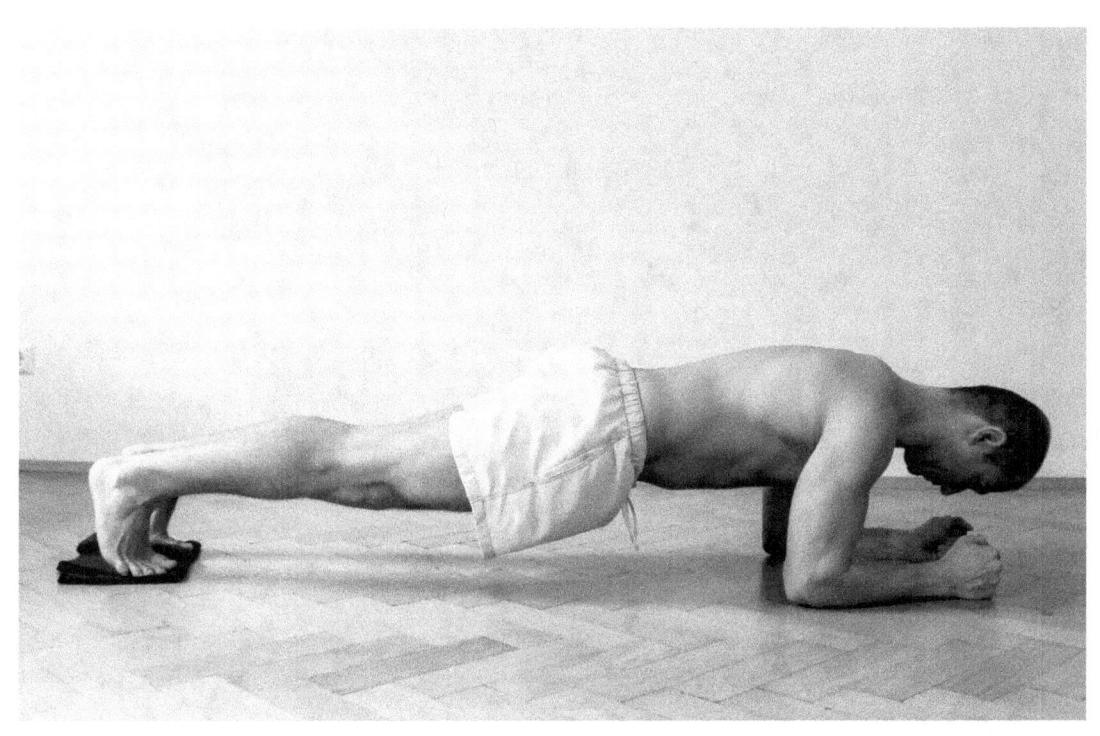

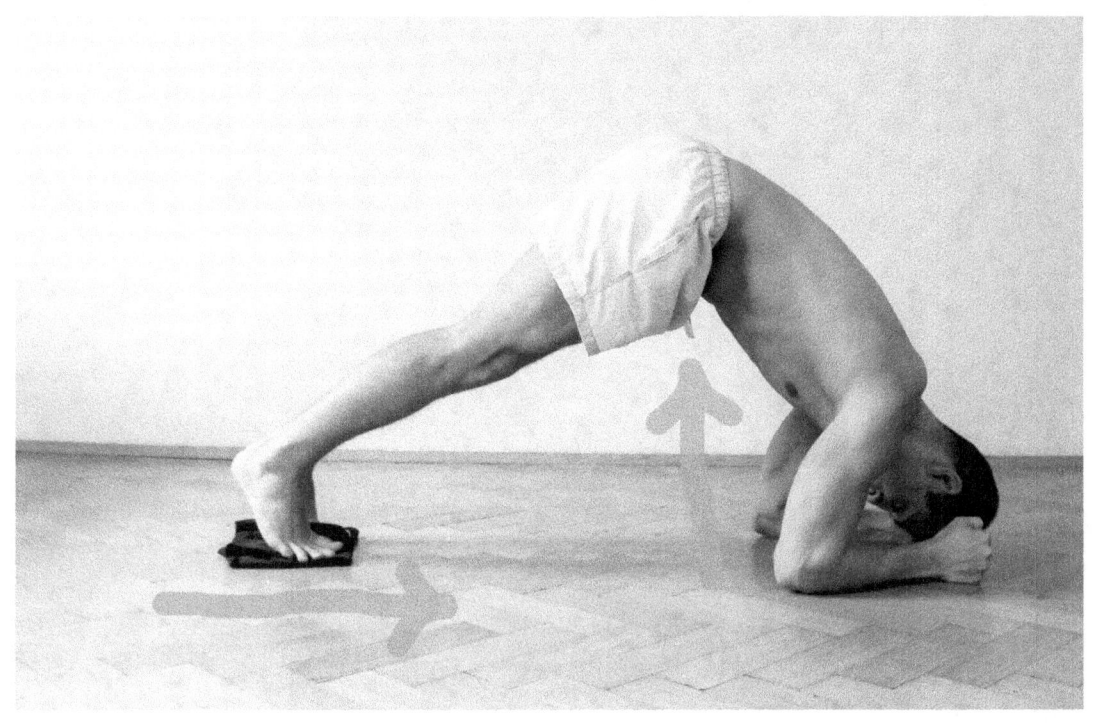

Falls euch dieses Buch gefallen hat, würde ich mich auf eine positive Rezension auf Amazon freuen.

Sportliche Grüße

Euer Alex